中原 泉
回顧余滴

SEN NAKAHARA
MORE THOUGHTS
AND REMINISCENCES

一世出版

序の口

　私は、昭和40年（1965）に日本歯科大学を卒業し、令和2年（2020）までの55年間を同大学に勤めた。退職の前年に、『中原　泉回顧記録』を出版した。

　このたび、学校法人理事長として、退職後の5年間の小論とエッセイなど、45編を回顧記録の余滴としてまとめた。

　前版は日本歯科大学刊で読者は限られていたので、今版は一部前版を再録するなど、前版を読まないでも理解いただけるように千慮した。

　実は、前版では、医師・僧侶・医学史家・俳人の、100歳を超えておられる新潟の蒲原　宏（ひろし）先生が、次の一句を寄せてくださった。

〈 梅 雨 の 風 ― 碩 学 （せき がく） の 回 顧 録 〉

目　次

序の口 …………………………………………………………………………… 3
目　次 …………………………………………………………………………… 4

第Ⅰ章

安倍院長と麻生首相　歯学部6年制の恩人 ………………………………… 8
一期一会　ゼノ神父 …………………………………………………………… 11
本学学生による初の『歯科用語集』 ………………………………………… 14
日本歯科大学第1回卒業生の足跡 …………………………………………… 17
歯科医育草創期の史実　明治時代の学校制令と歯学校 ………………… 20
英訳版『浮世絵にみる歯科風俗史』 ………………………………………… 23
Fauchard手稿を見た …………………………………………………………… 26
Wellsを訪ねて ………………………………………………………………… 31
Wells記念切手運動 …………………………………………………………… 38
西欧紙幣にみる国民性 ………………………………………………………… 41

第Ⅱ章

姉妹校――中山医学大学　周　汝川先生が創立した医学系総合大学 …… 44
姉妹校――ミシガン大学歯学部　アメリカのトップ級の名門校 ………… 47
姉妹校――パリ第7大学歯学部　パリ大学の女帝 Nadine Forest ………… 50
姉妹校――華西医科大学　中国最古の四川医学院 ………………………… 55
姉妹校――マヒドン大学歯学部　タイ国王から名誉博士号 ……………… 59
ニューイャーズ・パーティ …………………………………………………… 61
24年『IUSOH』レター20号 …………………………………………………… 62
最高の口腔外科医――加藤譲治教授 ………………………………………… 63
過去形の疾患――NOMA（水癌） …………………………………………… 65
Vesaliusの邦訳本『人体構造論抄』の筆禍 ………………………………… 67

第Ⅲ章

- 私立歯科大学とは――4大危機を乗りこえて ………… 74
- なぜ研究は難しいのか ………… 78
- 原生アボリジニ研究の明暗 ………… 81
- 一石を投じた専門誌『歯科臨床研究』 ………… 83
- 医の博物館　ハリー・ポッター校との攻防 ………… 85
- 白菊会第50回総会の壮観 ………… 88
- 藝大もでた中原リザ子教授 ………… 89
- 天性の国際人――小倉英夫教授 ………… 92
- マリ国でボランティア35年 村上一枝さん　2020年ノーベル平和賞候補 ………… 94
- 顧みられない現代病　NOMAは過去形の疾患ではない ………… 97
- 総会から学術大会への変貌　第24回日本歯科医学会学術大会 ………… 99

第Ⅳ章

- コロナ後、授業はどうなるのか ………… 102
- 養老名誉教授と記憶力 ………… 104
- 樋口輝雄君　本学の生き字引だった ………… 106
- 『常用歯科辞典』の半世紀 ………… 107
- チンギス・カンの末裔Amar ………… 113
- 過剰と過少のジレンマ　歯科医師数の医政力学 ………… 116
- なぜ高橋英登先生を推すのか ………… 117
- 歯科の波だつ潮流30年 ………… 118
- イスラエルのAdiとAdam ………… 120
- 嗚呼！　東京医科歯科大学　東京大学との因縁を省みる ………… 122
- 歴史は繰り返す ………… 128

第 V 章

戦後改革から平成改革へ ……………………………………… 130
不世出の研究者――須賀昭一教授 ……………………………… 133
中原　泉のライフスタイル ……………………………………… 135

初出一覧 …………………………………………………………… 139
著書一覧 …………………………………………………………… 140
略　歴 ……………………………………………………………… 141
跋の口 ……………………………………………………………… 143

第 I 章

安倍院長と麻生首相　歯学部6年制の恩人 …………………………… 8
一期一会　ゼノ神父 …………………………………………………… 11
本学学生による初の『歯科用語集』 ………………………………… 14
日本歯科大学第1回卒業生の足跡 …………………………………… 17
歯科医育草創期の史実　明治時代の学校制令と歯科学校 ………… 20
英訳版『浮世絵にみる歯科風俗史』 ………………………………… 23
Fauchard手稿を見た …………………………………………………… 26
Wellsを訪ねて ………………………………………………………… 31
Wells記念切手運動 …………………………………………………… 38
西欧紙幣にみる国民性 ………………………………………………… 41

安倍院長と麻生首相
歯学部6年制の恩人

　私は、昭和28年（1953）に高田馬場の学習院中等科に入学した。中等科で、中学校とはいわない。"皇室の学校"という漠然としたイメージしかなかった。1年は、3クラスで私は1組だった。同級生40名には、松平、北小路、久邇、九条、北白川、徳川、東伏見など、旧華族や旧幕藩の姓が散見された。

　入学後、全生徒は、鉄製の正門からつづく桜並木の両側に整列した。皇后陛下（昭和天皇の御后）をお出迎えするという。直立したまま両脚が痺れてくる頃、赤い正門に遠く黒い車が見えた。礼！という甲高い一声に一斉に低頭した。ゆるやかな車輪の音がして、顔をあげると、もう車は奥へ走り去っていた。

　高等科になると、学習院本部のある目白へ移った。A組からD組までの160名が、朝、広いグラウンドに整列した。大学の学生達も大勢集合して

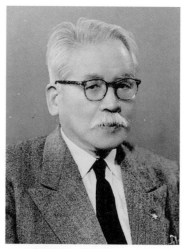

図1　学習院長の安倍能成

いた（当時、2学部だけだった）。10月17日、明治10年（1877）開院の記念日の行事だった。特製の木組みの演壇上に、おもむろに白髪の品格ある老翁が立った。初めてみる安倍能成院長であった（図1）。

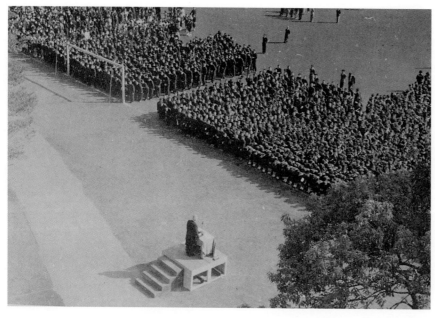

図2
朝礼でグラウンドに集合した生徒達、壇上に安倍院長

その演壇の前に、生徒の行列からはなれて、制服をきた3人が並んでいた。明仁皇太子(のち明仁上皇)、弟君の義宮正仁親王、妹君の清宮貴子内親王であった。私は幾度も背伸びして、3殿下を目に焼きつけた。皇太子は学習院大学生であったが、詰襟の紺色の学生服姿だったように記憶する。

　御年72歳、安倍院長の訓示は長かった。

　彼は、戦時下の一高校長、敗戦後の幣原内閣の文部大臣をつとめ、昭和22年(1947)より新制の学習院の院長の任にあった。硬骨の哲学者、教育者、政治家であり、夏目漱石に私淑し、岩波茂雄等と親交の深い文化人であった。

　懇々とひたむきに語りかけて30分余り、院長は「君たちは、正直でなければいけない」と結んだ。それから毎年、開院記念日に彼は、同じ言葉を繰り返した。生徒・学生達は、またかとウンザリして欠伸していた(図2)。

　私もその一人だったが、50歳頃から折々に、「正直……」という甲高い声が心耳に響く。安倍院長は数多い揮毫に、かならず「正直第一」と一筆した。私は遅まきながら、教育は"反復"だと覚った。

　なぜ、安倍院長の余話を紹介したか。

　実は、昭和22年6月に内閣府の教育刷新委員会において、歯学部を6年制にする案が諮問された。厳しい議論の末、委員達の採決は14票対14票の賛否同数であった。結論は委員長に委ねられたが、そのときの委員長が安倍能成であった。彼は、原案賛成として歯学部は6年制と裁決した。

　戦後の学制改革において、医学部と歯学部だけが6年制になった。もし4年制であったら、歯科は茨の道を歩まねばならなかったろう。

　さて、私は昭和31年(1956)に、高等科に進学してA組に入った。名簿の一番は麻生太郎だった。中等科では別のクラスだったが、あの吉田 茂の孫がいるとは聞いていた(図3)。

　彼には、いつも数人の取り巻きがいて、チョイ

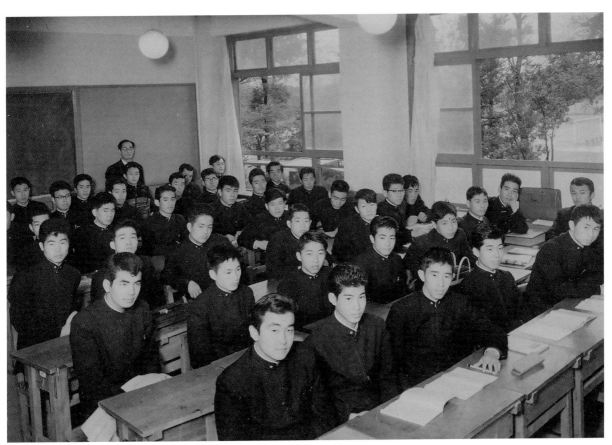

図3　教室で高等科A組の生徒達。前列の右端の奥に麻生、3列目の奥から3人目に中原

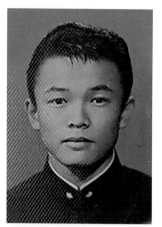
図4　高3の麻生太郎

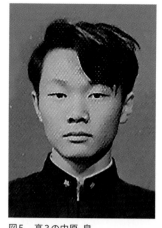
図5　高3の中原 泉

悪ル兄貴の気っ風があった。それでも、「太郎ちゃん」とよばれて、存外に出しゃ張らないシャイな青年にみえた。取り巻きの一人に小川英典がいた（彼は東大にすすんだが、無念にも若くして亡くなった）。

あるとき昼休みに麻生から、「中原君、キミ吉祥寺だって……」と声をかけられ、井の頭公園のそばと答えて、それで双方とも途切れた（図4, 5）。

麻生太郎は、学習院大学を卒業し、政治家を志して福岡から衆議院議員に出馬した。経企庁長官、総務大臣、外務大臣等を歴任し、幾度か辛酸をなめながら、平成20年（2008）に内閣総理大臣に就任した。のち、長く安倍――菅内閣の副総理・財務大臣をつとめた。

後年、私は彼が明治の元勲大久保利通の玄孫（やしゃご）と知って、元々、首相になるべき天性と得心した。

令和元年（2019）11月某日の夕刻、四谷の仏蘭西（フランス）レストラン。日本歯科医師連盟の高橋英登会長が、麻生副総理・財務相を招待した。同行した私は、60数年ぶりに麻生に再会した。むかしと変わらぬスマートな体形に、赤銅色の精悍（せいかん）な風貌だった。

私は、卒業アルバムからコピーした、京都の修学旅行の集合写真を贈った。彼は「小川君がいたなあ……」とつぶやきながら、懐かしげに写真に見入った。あの、小川英典君を忘れてはいなかった。

ワインを片手に、ドスの利いた声、歯切れよい饒舌（じょうぜつ）をふるって政界を語る。一通り健啖（けんたん）な食事がすむと、太い葉巻をゆっくりくゆらす。

夕宴のおわりに、私は、マリ共和国のボランティア村上一枝のノーベル平和賞の推薦状をお願いした。麻生は、快く常備の筆ペンを取りだすと、墨痕（ぼっこん）鮮やかに署名した。

一期一会　ゼノ神父

　私は、東京から寝台列車で門司へ、乗りかえて小倉に着いた。昭和37年(1962)7月23日、九州歯科大学主催のオールデンタル(現在の歯学体)が開催された。新聞部員だったので、4年生の仲間数名と取材にきたのだ。期間中、顔馴染みのいるサッカーや柔道の試合を応援してまわった。

　オールデンタル後の28日、私はひとり九州周遊券で長崎本線に乗った。長崎の原爆の平和祈念像を見ようと思ったのだ。それは、私の住む吉祥寺の井の頭公園内にアトリエをもつ、大彫刻家の北村西望が制作した銅像だった。

　列車内はガラ空きで、所在なく車窓を眺めてい

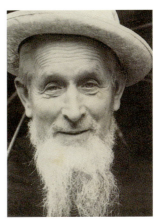

図1　ゼノ神父

ると、「ここ、イイですかア？」と少々イントネーションの違う声がした。私の返事を待たずに、ド

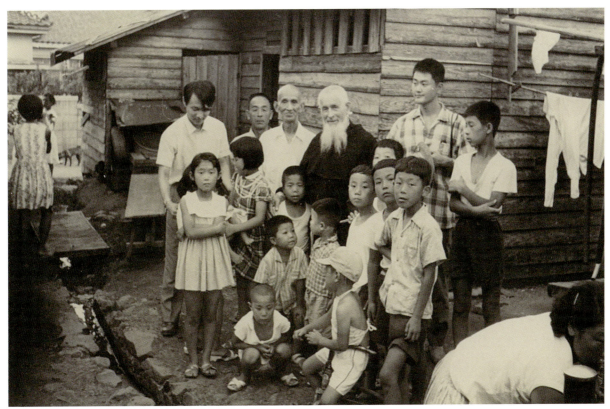

図2　長崎市内の戦災孤児の少年の街、左端に立つ中原

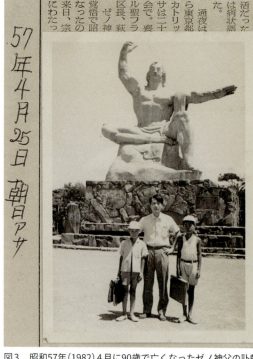

図3　昭和57年（1982）4月に90歳で亡くなったゼノ神父の訃報記事。左・長崎平和祈念像前の中原

サと肥った身体が隣席を埋めた。胸元まで白い顎鬚をたらした高齢の西洋人神父であった。身をせばめる私に、「ゼノ、こういう者でス」と人懐っこく名刺を差しだした。日本文字で「フランシスコ会員　貧困救済事業主事　ブラザー・ゼノ・ゼブロフスキー」とあった（図1）。

「アナタは、神様を信じますカ？」マイルドな声音が、優しく私に語りかけた。いきなり直球かぁと思ったが、私は素直に彼の説教を受けいれた。車中延々と、自らゼノ、ゼノと繰りかえしながら得々と神の存在を説く。その柔和な目と慣れた語り口に、私は抱擁されるような温かい気分につつまれた。

長崎駅に着くと、宿泊先を聞かれて首を振ると、「ゼノの教会にきなさイ」という。誘われるままに市バスに乗り、蛍茶屋という停留所で下りた。そこから急な舗装されていない道を上がる。真夏の陽光の下、丸いパナマ帽をかぶるが、麻布のぶ厚い黒い修道衣の神父は、息づかい荒く滴る汗も拭わない。擦りきれた大きな皮カバンをかかえて、埃まみれの皮靴が一歩一歩砂利を踏みしめていく。

ゼノ神父は、ポーランド人で、フランシスコ会という布教団体の修道士であった。彼は、その着衣式で神に次の三つを誓願した。富を持たず、妻帯せず、神に仕える。清貧、独身、殉教が彼の人の道だった。

長い上り坂の先に、鉄骨を組んだ木造の粗末な大きな建物がみえた。それが、聖母の騎士修道院であった。

ポーランド生まれのゼノ神父は、昭和5年（1930）に2カ月余り船に揺られて長崎に到着した。32歳の潑溂たる修道僧であった。翌年には、長崎市西郊外の本河内に「聖母の騎士修道院」を開設し、言葉も通じぬ異国での布教活動をはじめる。

修道院に荷物をおくと、私は神父に導かれるままに従いていく。30分ほどして着いた所……スラムだ！　と呆然として眺めた。板木を打ちつけた木造の粗雑なバラックが、幾棟も重なり建っていた。外壁の物干し竿には、大小の洗濯物が揺れている。棟の間には、石組みの雑な下水溝が流れていた。戦後17年経つが、そこは紛れもなくスラム街だった。

神父の姿をみると、遊んでいた子供たち十数人が、喜声をあげて彼を取り囲んだ。付き添った私も、前後から両手を引っ張られた。神父は目を細めて、一人一人の名前をよびながら優しく頭を撫でた。彼らははしゃいで、口々に神父にお喋りする。髪を刈った身綺麗な小学生たちだが、みな親のいない孤児であった（図2）。

　長崎に原爆が投下され、ゼノ神父も被災しながら焼跡を奔走し、巷にあふれた生活困窮者や戦災孤児を修道院に受けいれた。昭和21年（1946）に長崎市南郊外の小長井に、「聖母の騎士園」を開設し、全国から200人余の戦災孤児を収容した（私が連れられたのは、この"少年の街"だった）。

　暮れて、薄暗い修道院の一室。神父が木盆に夕食を運んできた。空き腹だった私は、麦と米の御飯、冷や奴、芋と野菜のスープを平らげた。神父は広い室の一隅に、薄い布団を敷いて白い蚊帳を吊った。その夜、私はその蚊帳の中で泥のように眠った。

　翌早朝、足音のひびく板床の礼拝堂で、白いベールをかぶった信者たちの敬虔なミサに同席した。朝食は固いパン、目玉焼きにハム一切、牛乳。そのあと、私は神父に見送られて、振り返り振り返り坂道を下った。

　一期一会……ふたたびゼノ神父に会うことはなかった（図3）。

本学学生による初の『歯科用語集』

　私は、昭和36年(1961)の3月に文芸部部長を終えて、飯田晴彦(53回卒)に強引に誘われて、新聞部に片足を入れていた。飯田に、歯科用語集編集委員会の懇親会の取材を命じられた。

　同会委員長の関口茂男(53回卒)は、戦時中、陸軍参謀本部詰めの士官だったという。彼は、すでに都内に赤羽歯科チェーンを経営する理事長であった。40歳にして本学に入学し、黒襟の学生服で通学していた。当時は5年までは学生服が決まりだったので、学内外では有名人であった。

　大学近くの洒落たレストランに、学生数十人が集まっていた。にこやかに関口に手招かれて、私は彼の傍らに立った。両手をあげて会場を鎮めると、関口は自ら委員長の退任を告げた。そのあと、「私の後任は、この中原君にやってもらいます」と宣言した。旧軍人の迫力に一瞬、静まりかえったが、次に私は、一斉に拍手を浴びて呆然としていた。関口の一言で、否応なしに私の入部と委員長が決められた。

　本館の新聞部室にもどると、私の訴えに飯田は、「関口さんじゃあなあ」と苦笑いするばかりだった。

　聞けば、東京医科歯科大学歯学部の3年生が、昭和35年(1960)9月に医歯薬出版㈱から、『カルテ記載のための歯科用語集』を出版していた。登院生用の歯科用語をまとめた簡便な用語集であった。それが、関口の反骨を触発したらしい。「われわれは本格的な歯科用語集をつくろう」と呼びかけ、同年10月に、歯科用語集編集委員会を結成したのだ。

　その関口にバトンを託されて、まず副委員長を

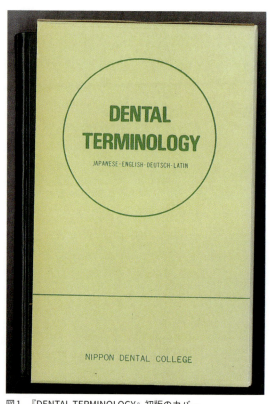

図1　『DENTAL TERMINOLOGY』初版のカバー

探し、同級の吉田隆一(54回卒)に声をかけた。彼は解剖学グルンドに所属し、その老成した風貌から"吉田助教授"と渾名されていた。「あゝ、いいですよ」と彼は即答した。

　それから毎週、定日定時に小教室に集まり、関口の敷いた路線を走った。部員たちは、ガラスの破片のように散らばった和英独ラの原語を、数多くの専門書と医学辞書から一語一語丹念に拾いあつめた。

　しばらくして、私は組織学の教授森田秀一に呼ばれた。用語集は「止めなさい！」と叱咤をうけた。学生の手に負えることではない、という。私は、でも他にやる人がいないので、と口ごもった。

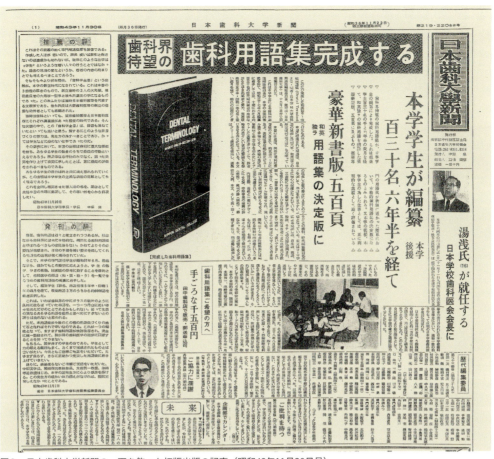

図2 日本歯科大学新聞の一面を飾った初版出版の記事（昭和43年11月30日号）

　その平手打ちのような忠言は、私には決して不快ではなかった。

　夏休みには1週間、福島か伊豆だったかに合宿した。歯科用語という磁石に吸いよせられて、部員は50余名にふくれあがっていた。原語の収集と選択に塗れ、想像以上に難儀だったが、それだけに学生には、やり甲斐のある新鮮な作業だった。

　翌年、3期目の総務に髙田 勲（55回卒）、長谷川 明（同）、4期目は手塚裕文（56回卒）、遠山 勲（同）が継いだ。さらに5期目は小島芳郎（57回卒）、大竹 晃（同）、6期目は丹羽源男（58回卒）、7期目は吉岡重保（59回卒）、8期目は池田竜彦（60回卒）、関口和也（同）と途切れることはなかった。行きがかり上、私は顧問として指導に当たった。4年後輩の丹羽も顧問に加わった。

　斯くして、歴代8期の学生130名により、編纂8年半・印刷1年をかけて、待望の歯科用語集は完成した。本学の後援をうけて、昭和43年（1968）12月、和英独ラ歯科用語集『DENTAL TERMINOLOGY』が出版された。新書版600ページ、収録見出し語6,000語を厳選採択した。1,500円という手頃な定価であった。本学学生によるわが国最初の歯科用語集であった（図1, 2）。

　同月20日、顧問の丹羽源男の呼びかけで、霞ヶ関の霞山会館において出版記念会が催され、先輩・後輩まじえて祝いあった。

　半年後、私は医歯薬出版の取締役清水 豊に昼食に誘われた。靖国神社寄りのインド料理店「アジャンタ」で馳走になった。彼は、歯科用語集を当社で出版したいという。思いがけない申し出に、私は雀躍した。学生の編纂した歯科用語集が、天下の医歯薬出版に評価されたのだ。

　翌44年（1969）8月に増刷の第2版が、発行を日本歯科大学から医歯薬出版に代えて出版された。

昭和47年(1972)1月には、後輩の学生21名により、編纂2年・印刷1年を経て、書題を『標準歯科用語集』に改題して、第3版が出版された。初版の2倍に及ぶ見出し語1万2,000語を網羅していた。

　さらに昭和50年(1975)3月、19名の同じメンバーにより、第4版が改訂された。改訂の辞に、「今回をもってその過重なる任務を果し得た」と記した。編纂開始から15年、担当学生170余名を数えた。

　追って、同じ50年6月、文部省の学術審議会歯科用語分科会の歯科用語集専門委員会が、学術用語集の一環として『学術用語集　歯学編』を出版した。見出し語は、約660語にとどまった。

日本歯科大学第1回卒業生の足跡

明治44年10月29日

　本学は明治40年（1907）6月、中原市五郎により私立共立歯科医学校として創立された。日本歯科医学校を経て、明治44年（1911）に日本歯科医学専門学校の卒業生を送りだした。この年の卒業は認定第1回で、翌年の指定第1回卒業から通し番号で数えて、本年（2016）で日本歯科大学の第105回卒業となる。卒業生の総数は、2万836名を数える。

　図1は、認定第1回卒業生16名の記念影像である。校章とのちに本学のシンボル・マークを飾る南天の枝葉の図案に、中原校長を囲む制服・制帽姿の16名の顔写真が二列に並ぶ。

　図2。同年の本学機関誌『歯科新報』11月号には、第1回卒業式の記事が掲載された。10月29日の雨後の好晴に開式され、「中原校長起って卒業生16名に一々證書の授與あり。優等生三名

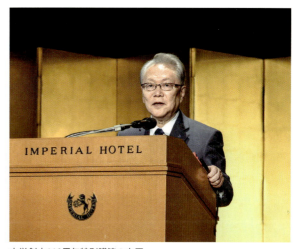

本学創立110周年特別講演の中原

に対しては、別に本校より賞品を授與せられたり」と記される。つづく卒業告辞のなかで、中原校長は「日本歯科医学専門学校が創立日尚浅きにも係わらず、ここに専門学校として第一回の卒業生を出すに到りたることを欣ぶ」と述べ、卒業生の方途について縷々千言を陳べられたとある。

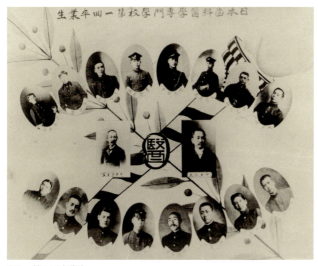

図1　第1回卒業生

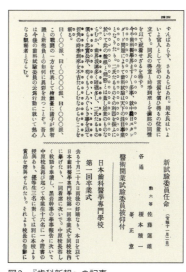

図2　『歯科新報』の記事

図3は、卒業式のあと午後、卒業祝賀会が大森の八景園において、教職員、卒業生父母、在校生など250余名が参加して盛大に催された。16名の卒業にこれだけの人が集まったのであるから、いかに最初の卒業が待望されていたか、記念影像から、その熱気と喜びが伝わってくる。

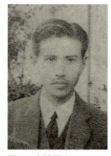 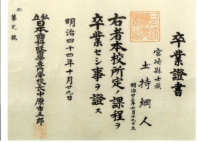

図4　土持綱人　　図5　彼の卒業証書

第1回卒業生16名

　16名の卒業生について詳しく調査し、生年月日、本籍地、歯科医籍登録年月日、登録番号、開業地、開業年月、略歴、趣味などを明らかにした。卒業生16名は、卒業証書順に次の通りである。

1. 永持眞幸：明治17年生、長野県。
2. 土持綱人：明治23年生、宮崎県。
3. 原　房吉：明治23年生、埼玉県。
4. 渋谷虎治：明治18年生、大阪府。
5. 谷　東一：明治19年生、徳島県。
6. 河原謙一：不明、和歌山県。
7. 櫻井金平：明治18年生、静岡県。
8. 村井三次：明治18年生、新潟県。のち姓、小菅。
9. 田中靖夫：明治18年生、福岡県。
10. 大蔵誠一：明治21年生、島根県。
11. 豊野圭伯：明治24年生、新潟県。
12. 玉川庄平：明治24年生、福島県。
13. 吉田光一：不明、長野県。
14. 入交直重：明治20年生、高知県。
15. 馬場　豊：明治23年生、群馬県。
16. 赤尾武雄：明治18年生、香川県。

　この学年はみな地方出身者で、東京生まれはいない。このうち、3名について報告する。
　図4は、土持綱人。
　図5は、彼の卒業証書、卒業番号は第二号である。彼は優等生で、優秀賞をうけた。同証書には、「在学中品行方正学力優秀に付き、硯箱一個を授与す」とある。温厚篤実な学者肌で、日々読書に親しんだ。
　図6は、豊野圭伯。
　豊野は、大正4年（1915）に第一次大戦の日独戦争に従軍し、その功により同年に勲八等瑞宝章をうけた。生真面目な躾にきびしい人柄で、7人の子宝に恵まれた。うち4人の男子が本学を卒業したが、長男の辰伯（26回卒）を日中戦争で亡くした。狩猟に興じ、キジ撃ちを得意とした。

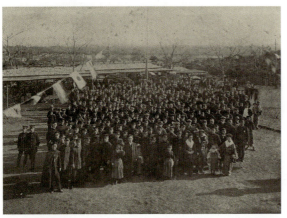

図3　卒業祝賀会

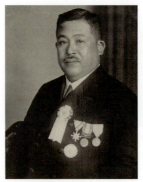 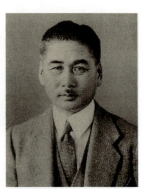

図6　豊野圭伯　　図7　入交直重

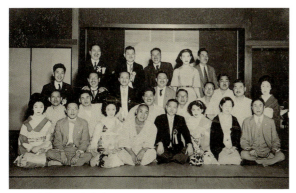

図8　卒業30周年祝賀会

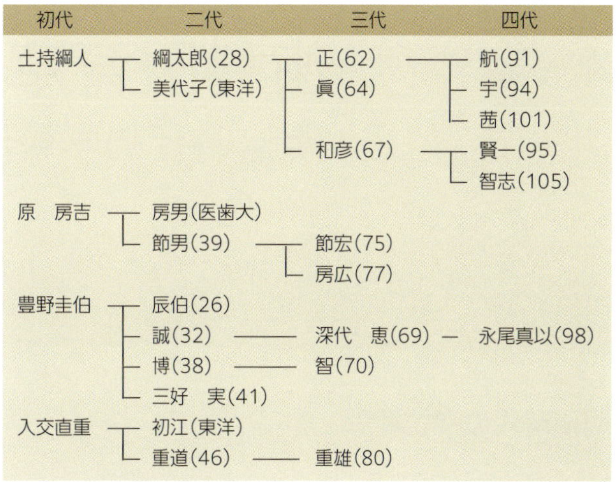

初代	二代	三代	四代
土持綱人	綱太郎(28)	正(62)	航(91)
	美代子(東洋)	眞(64)	宇(94)
			茜(101)
		和彦(67)	賢一(95)
			智志(105)
原　房吉	房男(医歯大)		
	節男(39)	節宏(75)	
		房広(77)	
豊野圭伯	辰伯(26)		
	誠(32)	深代　恵(69)	永尾真以(98)
	博(38)	智(70)	
	三好　実(41)		
入交直重	初江(東洋)		
	重道(46)	重雄(80)	

図9　四代の卒業生の系図　　※カッコ内は卒回・卒校

　図7は、入交直重。

　入交は、本学卒業後渡米し、ジョージタウン大学歯学部を卒業した。大正7年（1918）に帰国し、31歳にして明華女子歯科医専の補綴学教授となる。昭和13年（1938）に東洋女子歯科医専の教授・病院長に就任し、同校が廃校になる昭和25年（1950）までつとめた。昭和19年（1944）から日本歯科補綴学会長7年、同27年（1952）から日本歯科医師会長2年を歴任した。本学第1回卒業生のなかから、日本歯科医師会長がでたのである。ユーモアを解する真面目な温和な紳士で、乗馬を好み旅行を楽しんだ。

第1回卒の四代目

　図8。第1回クラスは明治会と愛称したが、明治時代の卒業はこの学年だけだったので、会員は16名にとどまる。この明治会の卒業30周年祝賀会が、昭和16年（1941）に上野で催された。みな50代前半で健在だったが、土持綱人が昭和12年（1937）に逝去したので、15名が出席した。卒業30年後に、土持を欠く15名が集った一葉には、黙して胸打たれるものがある。

　図9。第1回卒業生の子、孫、曾孫が本学を卒業し、二代、三代、そして四代と歯科医業を継いでいる。この系図のように、四代まで105年間にわたって、同じ学校をでて同じ職業につくというのは、まことに稀有なことであろう。この継承は母校にとって、この上ない喜びであり誇りである。

　図10。終わりに、四代目にあたる第91回から105回卒業の6名の溌剌とした若い近影を飾る。

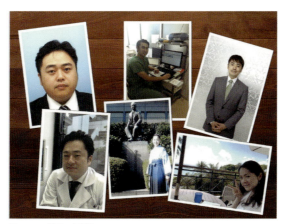

図10　四代目の近影

歯科医育草創期の史実
明治時代の学校制令と歯科学校

明治時代の学校制令

まず、明治時代における学校制度では、次の法令が挙げられる。

1）明治12年（1879）9月29日に公布された「教育令」[1]。その第2条には、「学校は、小学校、中学校、大学校、師範学校、専門学校、其他各種の学校とす」と規定された。

2）明治32年（1899）8月3日に公布された「私立学校令」[2]。その第2条には、「私立学校を設立せんとする者は、監督官庁の認可を受くへし。私立学校の廃止及び設立者の変更は、監督官庁に開申すへし」と規定された。

3）明治36年（1903）3月27日に公布された「専門学校令」[3]。その第1条には、「高等の学術技芸を教授する学校は専門学校とす」と規定された。

1）の教育令の各種学校の認可をえた歯科学校は、次の8校とされる（表1）。

・明治21年（1888）4月11日　東京歯科専門医学校。開設者は医師の石橋 泉、久保田 豊。設立目的は、本校は専ら歯科医学を教授し歯科医を養成するとした。その廃止は不詳である。わが国の歯科学校の嚆矢であり、教育令による最初の歯科学校である。

・明治22年（1889）9月1日　歯科学校（24年に大澤歯科学校に改称）。開設者は獣医の大澤弘毅。実態は不詳で、その廃止は不明である。

・明治22年11月11日　麻布歯科医学校。開設者は斎藤介助、口中科医師の磯野橘斎。実態は不詳で、その廃止は不明である。

・明治23年（1890）1月18日　髙山歯科医学院。開設者は医師の髙山紀斎。明治33年3月閉校となる。

・明治27年（1894）10月頃　愛知歯科医学校。開設者は渡邊敬三郎。実態は不詳で、その廃止は不明である。

・明治33年（1900）2月12日　東京歯科医学院。開設者は血脇守之助。明治40年5月29日閉校となる。

・明治36年11月1日　東京歯科医学校。開設者は久保田誠麿。実態は不詳で、その廃止は

表1　明治20〜30年代の歯科の各種学校

明治21年	4月11日	東京歯科専門医学校（石橋 泉、久保田 豊）	▶不詳
22年	9月1日	歯科学校（大澤弘毅） 24年に大澤歯科学校	▶不詳
〃	11月11日	麻布歯科医学校（斎藤介助、磯野橘斎）	▶不詳
23年	1月18日	髙山歯科医学院（髙山紀斎）	▶明治33年3月閉校
27年	10月頃	愛知歯科医学校（渡邊敬三郎）	▶不詳
33年	2月12日	東京歯科医学院（血脇守之助）	▶明治40年5月閉校
36年	11月1日	東京歯科医学校（久保田誠麿）	▶不詳
38年	3月頃	京都歯科医学校（苗賀房三郎）	▶不詳

不明である。

・明治38年（1905）3月頃　京都歯科医学校。開設者は苗賀房三郎。実態は不詳で、その廃止は不明である。

2）の私立学校令、3）の専門学校令の認可をうけた歯科学校は、明治39年（1906）まで1校もない。

歯科医師養成の起点──明治39年

明治39年5月2日に歯科医師法（旧）[4]が公布された。それまでは歯科医術開業免状という業務法であり、このとき医師法とともに、歯科医師法という身分法が確立した。この歯科医師法公布の年が、新しい歯科医師養成の起点となる。その第1条には、「歯科医師たらむとする者は、左の資格を有し内務大臣の免許を受くることを要す」とされ、次の3号をあげた。

1. 文部大臣の指定したる歯科医学校を卒業したる者
2. 歯科医師試験に合格したる者
3. 外国歯科医学校を卒業し（以下略）

1の歯科医学校とは、各種学校の歯科学校とは別に、秩序的教育を行うために新たに指定された歯科医育機関である。

歯科医師法の公布に伴って、施行規則となる歯科医学校指定規則が必須となる。その作成が遅れて、読売新聞6月21日号は、歯科医師法が10月1日より施行されることから、文部省専門学務局では、その指定細則を起稿中であると報じた（図1）。

歯科医師法公布の6カ月後の10月30日に、文部省令第17号により「公立私立歯科医学校指定規則」[5]が通達された。その第1条には、「公立私立歯科医学校にして、歯科医師法第1条第1号に依り、文部大臣の指定を受けんとするときは（略）」とされ、歯科医師法にもとづく歯科医学校である旨を明記した。

歯科医師法公布ののち、歯科医学校を創設する動きはなかった。大日本歯科医会（会長：榎本積一）等の歯科関係者は、再三にわたって議会・所管庁に官立歯科医学校の設立を請願した。そのさいの当局者の対応が、事態を憂うる開業医の有志を歯科学校の設立に走らせる動機となった。

明治39年当時、医学校・医学専門学校は、東京帝国大学医科大学はじめ官立・府県立の12校、東京慈恵医院医学専門学校はじめ私立の5校で、全国に計17校あった。それに比して、歯科医学校・歯科医学専門学校は皆無だった。

しかも、明治40年（1907）の全国の歯科医師数は、わずか913名（1/5が東京市内）にすぎなかった。人口は4,700万人だったから、実に5万2,000人に1人という惨澹たる状況であった。明治20・30年代の各種学校の歯科学校が、せいぜい私塾レベルで、歯科医師養成には焼け石に水であったことをうかがわせる。

同年、共立歯科医学校は、同校の設立趣意書[6]に次のように訴えた。

「茲において当事者屢々、政府当局者に迫りて、官立歯科医学校の設立を促すと雖も、経費其他の事情に依りて、近き将来に於て到底其の実を挙ぐる望なきが如し。

然るに一方に於ては、開業試験規則の改正に因りて、学科目増加し、益々秩序的教育の必要を感ずるに至れり。

是れを我等同志の者相図り、昼間開業医の助手として余暇なき者を集め、これに歯科医学を授け、一には教育機関の不備を補い、一には師たる開業医の責任を軽減せしめんと欲す。是今回歯科医学校の設立を企画したる所以なり」。

同趣意書は、近い将来に官立歯科医学校の設立は望めずと慨嘆した。実際、最初の官立歯科医学校ができるのは、歯科医師法公布から22年後の

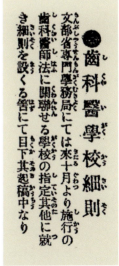

図1　読売新聞
（明治39年6月21日）

昭和3年（1928）、2校目は昭和30年（1955）の49年後になる。

わが国最初の歯科医学校

結局、歯科医師養成は富国強兵の国策に関わらずと一顧だにされず、その役割はすべて民間に委ねられた。

そのため、中原市五郎は私立歯科医学校の設立を起意し、急遽、日本歯科教育会を中心とする同志を集う。明治40年6月24日、私立学校令と公立私立歯科医学校指定規則にもとづく私立共立歯科医学校の設立を東京府庁に申請した。4日後の同28日には文部省の設立認可をうけ、それから4日後の7月2日に開校した[7]。（同校は、専門学校令により明治42年（1909）8月14日に日本歯科医学専門学校となる。）

遅れて、血脇守之助は、明治40年5月29日に各種学校の東京歯科医学院を閉校し、9月12日に文部省より、専門学校令にもとづく私立東京歯科医学専門学校の設立認可をうけ、同月18日に開校した[8]。

さらに、明治43年（1910）5月21日に東京女子歯科医学校（開設者：桜井義廉、大久保潜龍）、明治45年（1912）1月14日に大阪歯科医学校（開設者：藤原市太郎）が開校した。

歯科医師法制定以降に明治年間に設立された歯科学校は、以上の私立4校にとどまる（表2）。

明治40年に創立した共立歯科医学校は、歯科医師法にもとづく最初の歯科学校である。また私立学校令と公立私立歯科医学校指定規則による最初の歯科学校である。一方、同40年に創立した東京歯科医学専門学校は、専門学校令による最初の歯科学校である。

実は、歯科医学院から歯科医学専門学校、また歯科医学校から歯科医学専門学校にするのは、申請・認可の法令が異なるので、母体は同じであっても、法律上は前者を閉校し、別の学校として後者を開校するのである。往々にして学校当事者は、継続性を求めて便宜的に"改称"や"昇格"と称して、周年をつづけて数える旧慣がある。ただし、そのカウントは、あくまで史実に準拠しなければならない。

（原文中の旧漢字、片仮名表記は、常用漢字、平仮名に改め、また旧文章には、句読点をつけた。）

表2 明治40年代の歯科医学校・歯科医学専門学校

明治40年	6月28日	共立歯科医学校認可（中原市五郎）
〃	7月 2日	共立歯科医学校開校
〃	9月12日	東京歯科医学専門学校認可（血脇守之助）
〃	9月18日	東京歯科医学専門学校開校
43年	5月21日	東京女子歯科医学校開校（桜井義廉、大久保潜龍）
45年	1月14日	大阪歯科医学校開校（藤原市太郎）

文　献
1) 教育令：明治12年太政官布告第40号, 1879年．
2) 私立学校令：明治32年勅令第359号, 1899年．
3) 専門学校令：明治36年勅令第61号, 1903年．
4) 歯科医師法：明治39年法律第48号, 1906年．
5) 公立私立歯科医学校指定規則：明治39年文部省令第17号, 1906年．
6) 共立歯科医学校設立趣意書：日本歯科大学60周年誌, 1971年．
7) 共立歯科医学校設立申請認可：日本歯科大学60周年誌, 1971年．
8) 東京歯科医学専門学校設立申請認可：東京歯科大学百年史, 1991年．

英訳版『浮世絵にみる歯科風俗史』

「あッ、私の本です！」

思わず私は、彼のうしろの本棚にある本を指していた。彼とは、UCLA（カリフォルニア大学ロサンゼルス校）歯学部のDeanのL. J. Goldbergである。彼を表敬訪問した私は、偶然、私の著した『Manners and Customs of Dentistry in Ukiyoe』を見つけたのだ。

私は手荷物から持参した同著を取りだすと、キョトンとしている彼に「私が著者です」と、見返しをひらいて私のサインを見せた。本棚の本の見返しを見ると、数名の日本人の歯科医師の名前が並んでいた。彼らは、Deanへの土産に私の著書を贈ったのだ。彼は、両手に本を持つと、「両方ともlovelyですよ」と可笑しそうに戯けた。

実に、洋画家でもあった中原 實は、絵の題材の一つに浮世絵を選んだ。終戦後、江戸時代の浮世絵は神田の古本屋の店先に、古新聞紙のように無造作に束ねて、百円、二百円で売られていた。彼は、その束からモチーフになる絵を探しだしていた。

後年、私も同じ探索をしたのだが、着眼点が違っていた。私は歯科医学史に関わる絵を抜きだした。御歯黒、房楊枝、妻楊枝、歯磨き粉袋、楊枝屋、ときに入歯抜歯など、飽きるほどあった。

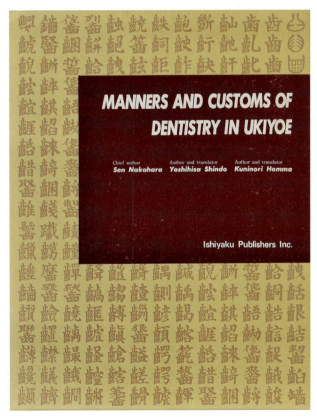

図1 英訳本のカバー

朝方、片肌ぬいで歯を磨く若い女の姿態と仕草は、浮世絵師にとって絶好のシーンであったのだ。こうした折角の絵を腐らすのは、あまりに勿体ない。

私は、数多のなかから歯科医学の目線で、絵師13人による115枚を厳選した。それに、歯科的かつ美術的な風俗史の解説を付けた。

『浮世絵にみる歯科風俗史』と題して、昭和53年(1978)3月に医歯薬出版㈱から上梓した。医学と美術と歴史を混交した、156頁のユニークな奇書であり稀書であった。定価2万5,000円なのに、5月には2刷目をだした。

事は、それだけでは終わらなかった。

この和本を英訳しようという人が現れたのだ。日本歯科医史学会の中心メンバーで、新潟歯学部史料室の非常勤講師の本間邦則(45回卒・新潟)である。私は、英訳版など誰が買うんだとドン引きした。私の生返事を意に介さず、本間は、同じ学会の新藤恵久(38回卒・東京)を誘って翻訳作業をはじめた。

時々、私に和文の解釈を問い質しながら、ネイティブに校閲をたのみ、医歯薬出版に出版の了解

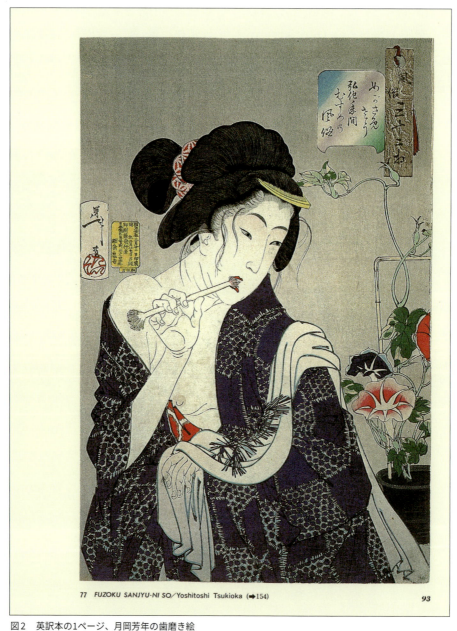

図2　英訳本の1ページ、月岡芳年の歯磨き絵

を取りつけた。グローバルな国際化の時代が近づいていたが、和本の出版元とはいえ、私は医歯薬出版の同意に驚いた。

和本の2年後、昭和55年（1980）5月に英訳本が中原監著、本間・新藤の共訳で出版された。シンプルな和本とはちがう漢字を配した洋風の表紙とカバーで、印刷は3,000部、定価は2万円であった（図1）。

国際化の波頭にのって、私たちは昭和59年（1984）9月に初の姉妹校提携のためミシガン大学を訪れる。欧米人には家族以外に贈り物をする習慣はないが、その折、この英訳本を3冊持参した。DeanのL.Christiansen、私たち夫婦の案内役の助教授Christian S. Stohler、小倉英夫の親友の教授John Powersにプレゼントした。Ukiyoeは知っていたとはいえ、彼らは意想外に喜び、3人とも扉に私のサインを求めた。遅蒔きながら、私は英訳本は外国の友人に贈る最上のプレゼントと覚った。

それからは、姉妹校等への訪問には（少々嵩張るのだが）、英訳本は必需品となった。現在は絶版だが、1980年の1刷から2001年（平成13年）まで4刷がでたので、5,000冊ほど各国に広まったと思う。いつだったか、医学専門の大井書店から人伝てに、英訳本がアメリカの古書展で高額で売られている、と耳にした。高額って？　ドルかなぁ……（図2）。

珍重本の情報だけではなかった。1989年（平成元年）6月、ダブリンでの第67回IADR（国際歯科研究学会）。会場のトリニティカレッジの大体育館にはポスターセッションの展示が行列のように並び、館内は人声が木霊のように反響していた。これがIADRなんだ！　と、今さらながら大国際学会を実感した。常連の歯学部教授の須賀昭一から、見知らぬ英国人を紹介された。「オー、あのUkiyoeのDr. Nakaharaですか！」と喜色満面に幾度も握手を求められた。

Fauchard手稿を見た

医学校通り12番地

　Fauchard著書初版の手稿は、パリ大学医学部図書館にある。それは、1892年(明治25年)Fauchard研究家George Viauによって偶然発見された。だが、彼はその手稿の在処については黙して語らず、それから31年間黙秘しつづけた。1923年(大正12年)になって、Fauchard著書脱稿200周年の祝典における講演で、ようやくその所在を明らかにした。

　同じFauchard研究家のGeorges Dagenはただちに同図書館に走り、Fauchardの手になる原稿を確認した。

　翌年、アメリカのB. W. Weinbergerが渡仏し、それを写真におさめた。それから18年経った1941年(昭和16年)、彼は自著『外科歯科医Pierre Fauchard, Surgeon-Dentist』に、自ら撮影した2葉を発表した[1](図1)。

　これが世に、Fauchard手稿の実物を紹介した最初の写真であった。

　それから20年後の1961年(昭和36年)、フランスのAndré BesombesとGeorges Dagenが、自著『Pierre Fauchardとその同時代人　Pierre Fauchard et ses contemporains』に、新しい手稿写真1葉を掲載した[2]。

　それから16年あとの1977年(昭和52年)、同じくフランスのMichel DechaumeとPierre Huard著『図説歯科の歴史　Histoire illustrée de l'art dentaire』に1葉、未発表のものが載せられた[3]。

　斯く、Fauchard手稿の写真は、古今、この4葉をみるにとどまっていた。歯科医学のバイブルともいうべきFauchard著書のオリジナル原稿に

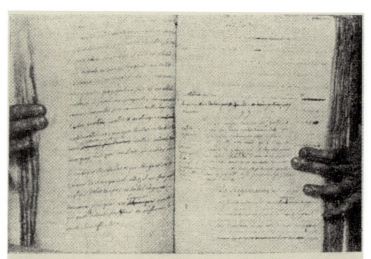

図1　Weinbergerの写した手稿写真

しては、僅少に過ぎる。これを不満とした私は、同図書館に懇望して手稿全文のコピーを入手し、1984年（昭和59年）「再堀！ Fauchard 手稿」と題して、日本歯科医史学会会誌に手稿の全容を報告、あわせて新しい写真22葉を紹介した[4]。

その後、電話帳のような写しの束を眺めながら、私は手稿をじかに見たいという欲求に駆られはじめた。日子を経るにつれて実物への想いは募り、ついに1985年（昭和60年）6月欧州出張の折、前日仏会館館長のLéon Vandermeersch 夫妻の案内で、同図書館を訪れる機会を得た。

ソルボンヌに接するオデオン街（Odéon）の医学校通り12番地（12, Rue de L'école-de-Médecine）。通りの片側を占めた医学部の建物が、コリントス風の高い円柱を連ねて、ルネサンス様式の重厚佳麗な佇まいをみせている。その一角に同図書館はあった（図2, 3）。

書物の倉、書物の壁

石造りの円柱に挟まれたアーチ型の古びた重たい扉をあけると、仰ぐような空間が吹き抜けていた。廊下ともつかぬこの長いロビーの四方から、角柱を背にした大理石の胸像がおよそ20体、通

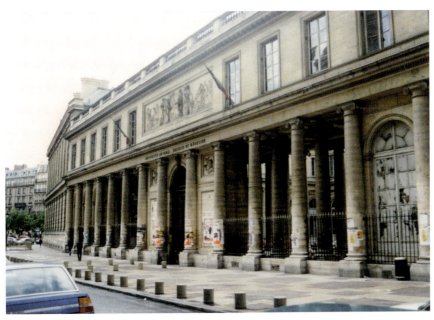

図2　重厚佳麗な医学部の建物

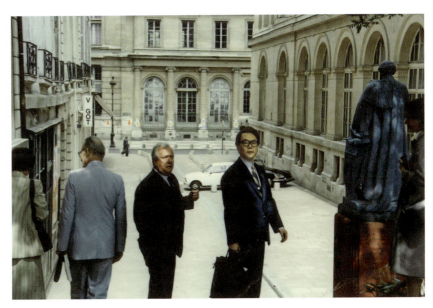

図3　医学部周辺の佇まい

りゆく人を荘重な面持ちで見下ろしている。照明は一切なく、角柱に支えられた高いアーチ窓から、陽光が磨きあげられた広い床に淡い影を投げていた。森閑としたロビーに、遠く靴音が響いている。

ロビー奥の暗がりに、白い彫像が朧に立っていた。それは婦人の優美な魅惑的な半裸像で、19世紀後期の作らしく、マーブルの台座には「自然」と刻まれている。

その彫像を迂回して、豪奢な飾りを配した階段がある。鈍く光る黄銅の手摺りをたどると、向かいの壁一杯に掲げられた古典主義様式の油彩画に目を奪われた。赤十字の腕章を巻いた黒衣のナースが傷兵を看病している——普仏戦争時のパリの野戦病院を描写した崇高華麗な絵である。

彫刻といい絵画といい、さすがにパリというべきか、アカデミックな館内にも豊潤な芸術の香りを漂わせることを忘れない。

階段を登りきったところが、「BIBLIOTHEQUE」であった。ここは、正確には「Bibliothéque interuniversitaire de Médecine 医学部大学共同図書館」と称し、総合図書館として医学部にとどまらず大学全体で利用している施設である。

女人の顔面像を柱頭に彫刻した2本の柱の間に、入口がある。昔は柱にならぶ大扉であったのだろうが、今は石材に塞がれて開閉しやすい並みのドアーが取りつけられている。

その木造りの頑丈な扉をあけると、そこは紛れもなく図書館であった。むせかえるような書物の黴臭い匂いに、一瞬たじろいだ。まさしく書物の倉に踏み込んだという実感だった。

急ごしらえらしい受付室を押し潰さんばかりに、本棚が迫り本が溢れていた。その左手に、吹きぬけの巨大な閲覧室がひろがっていた。思わず息を呑むような広さである。

長方形の閲覧室の片側は、文字どおり書物の壁であった。閲覧席から天井まで作り付けられた書棚、その各段を凄まじい数の本が埋め尽していた。書棚には、上下2段に鉄骨の通路デッキが張りだしている。その書棚とデッキが、カーブを画いて視界はるかに連なっているのだ。途中、階段が取りつけられているが、閉架式らしく、デッキには人影はみられない。

入口の際に、閲覧カード検索機が向かい合わせに2列並んでいる。旧式だが、実に20台はあろうか。その奥が閲覧室（というより閲覧ホール）で、古風な横長い閲覧席が洗濯板のように列んでいた。室内は人声や物音が反響して、蜂の巣のような騒気に満ちていた。

その圧倒的な量感に気圧されながら、視線を泳がせた。90余年前、Viauはこの一隅で、独り手稿のページに額を埋めて読みふけっていたのだ……。

来意を告げると、待つ間もなく館員嬢ににこやかに迎えられた。彼女の案内で閲覧室と反対側の廊下を抜け、狭い勾配のある木造りの古階段を幾重にも軋ませながら、迷路のように奥まった部屋に導かれた。

そこは、四方を本棚に囲まれた静かな会議室であった。本棚のガラス戸のなかには、背表紙の上端に蔵書ラベルを貼った大小の古書が肩を接して詰まっている。本棚の上の水色の壁に、歴代の医学者の人物画が並び、知的な雰囲気を漂わせている。中央に、長テーブルが2脚並べ合わせてあった。

古色な生原稿の束

354（2232）——同館蔵書目録の原稿の章に記載されたFauchard手稿の蔵書番号である。その項には、『外科歯科医もしくは歯の概論　パリの外科歯科医Pierre Fauchard（1727年）　1728年に出版　18世紀の書物　422枚　350対230ミリ　背革装丁　（旧314）』と記されている。

けれども同手稿は、書庫には置かれていない。最重要の資料として、同館事務室の一角にある古い縦長の大型金庫に収められている。塗りが剥げた鈍色の両開きの扉をひらくと、4段の棚（1段はケース）に30冊余りの古書が並んでいる。痛みは目立つものの、いずれも革装幀を施した豪華な

稀覯本であり、伝統ある同館の誇る秘蔵本である。ここにある書物はむろん門外不出、閲覧させることも稀であるという。

私は、異国日本からのFauchard研究者ということで、特別の計らいで閲することを許可されたのだ。手稿はその金庫から取りだされて、今、目の前のテーブルの上に無造作に置かれていた。

それは一見、古ぼけた大きな書類綴りのようにみえた。褐色の斑の厚表紙が付けられているが、原稿は綴じられていなかった。よく見ると、背表紙の部分が無く、原稿の束が剥きだしになっている。私は、いたく恐縮せずにはいられなかった（図4）。

実は、一昨年（1983年）の秋、マダムYvonne Guéniot館長から、手稿のコピー全文を送るとの返信を頂戴した。文中、原稿は製本してあって複写できないので、専門家に依頼して解本する旨記されていたことを思い出したのだ。その後、手稿は再製本されず、解本されたままになっていたのだった。改めて、同館の懇切な計らいに感謝せずにはいられなかった。

私は手稿の厚表紙に、静かに手を触れた。背表紙を取り外したせいで、背表紙側が嵩張っているが、厚さは5～6cmあろうか。260年前Fauchardが苦心惨憺、削除、訂正、加筆し、推敲を重ねて、触れ撫で愛でた生原稿の束である。今は古色に褪せているが、先人の厖大な作業の跡はそのままに残されている。

厚表紙を捲ると、白紙が3枚、半紙大の白紙が2枚あり、そのあとに同じくかなり変色した薄めの半紙、その中央に蔵書印、上端に新旧の蔵書番号が手書きでメモされている。

ついで、同じ半紙大の扉頁が貼りつけてある。これはDechaume・Huard著に掲載された最初の頁（第1ページ）で、私に送付されたコピーには見当たらなかったのだが、複写の際に落としたも

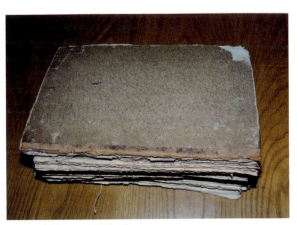

図4　厚表紙のついた原稿の束

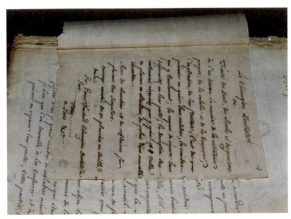

図5　半紙大の扉頁、原稿の第1ページ

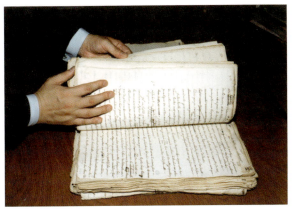

図6　Fauchard手稿のページを捲る

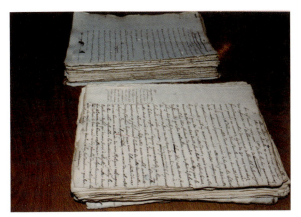

図7　Fauchard手稿のページをみる

のであることが分かった（図5）。

　扉頁を捲ると、見開きで、左頁下段に元所蔵者の覚え書、右頁上段に献辞の宛名があった。この両頁は60年前、Weinbergerが撮影した1葉のページである。宛名は献ずる先のDodart伯爵の名前と肩書が、独特のスクリプト体で鮮やかに記されている。零れたインキを指でこすったのか、下段の余白に大きな汚れが染みている。

　つぎは献辞の本文で、Monsieur（ムッシュー）という敬称で書きだしている。ここから全紙大の大きさ（B4判変形）となっている。

　全紙大の紙葉は粗目の厚い手漉き紙で、三方の小口は破れ傷んで変色しているが、紙面は所々に黄ばみがある程度で、とても2世紀半を経ているとは思えない。整然と紙面を埋めたローマ字も明瞭で、1行たりとも霞んでいない。また、紙葉の表と裏に太い黒インキで書かれているので、文字が裏面に映ってしまっている。ことに裏面の白地の部分には、判読できるほど濃く染みている（図6）。

　テーブルに手稿を置いたまま、アトランダムにページを捲っていった。捲るたびに、紙面から乾いた黴臭い匂いが漂った。繰るページ繰るページ、コピーで見慣れた達者な筆跡が埋め尽している。左側余白等に黒々と書き足し書き込みされた頁には、思わず捲る指先が止まった。繰りかえし読みなおし書き改め、真摯に粘りづよく取り組んだ努力家Fauchard——その労苦の跡に粛然とするばかりであった（図7）。

　そのとき、手稿に見入る私の耳元に、明るい声音が弾んだ。顔をあげると、Guéniot館長が優しく微笑みながら、"隣りの小母さん"のように気さくに話しかけてきた。

（史料閲覧に際しご尽力いただいたLéon Vandermeersch夫妻、およびパリ大学医学部大学共同図書館のYvonne Guéniot館長に深謝します。）

文　献
1）Bernhard Wolf Weinberger: Pierre Fauchard, Surgeon Dentist, Pierre Fauchard Academy ミネアポリス, 1941.
2）André Besombes, Georges Dagen: Pierre Fauchard et ses contemporains, Société des publications médicales et dentaires, パリ, 1961.
3）Michel Dechaume, Pierre Huard: Histoire illustrée de l'art dentaire, Roger Dacosta, パリ, 1977.
4）中原　泉：再堀！Fauchard手稿, 日本歯科医史学会会誌, 11:1, 1984.

Wellsを訪ねて

　アメリカ東部のコネチカット州に、ハートフォードという町がある。ニューヨークとボストンの中間に位置する州都で、オランダ移民の面影を残す人口13万5,000人ほどの小都市である。

　歯科医師 Horace Wells が初めて麻酔を行った地が、ここハートフォードであった。彼は1844年(弘化元年)12月11日、亜酸化窒素(いわゆる笑気ガス)を用いて、無痛抜歯を施行したのである。これが、吸入法による全身麻酔の始まりであった。

　ウェルズは、1836年(天保7年)4月から市内のメイン通りの角のビルに、診療所を開業していた。そこはどこにでもあるアメリカの街並みで、彼のオフィスのあった所は、今は雑貨店になっている。反対側の角の壁に、ブロンズ製の長方形のレリーフが掲げられている。

　縦5フィート(1m50cm)、横29インチ(74cm)の大きさで、上段にウェルズの横顔が浮彫りにされている(図1)。

　これは1894年(明治27年)12月、ウェルズの麻酔法発見50周年記念の祭典に際し、コネチカット州歯科医師会の後援を得て、主催者のDr.ジェームス・マクマナス(DDS)がハートフォード市に寄贈し、診療所跡地のビルの壁に取りつけられた。

　下段には「この銘板は50周年を記念する。1844年12月11日この場所において、外科医術に応用して、天の恵みである麻酔法を発見し実証し、そして公表した歯科医師ホーレス・ウェルズの記念として、250名の歯科医師によって設置された。

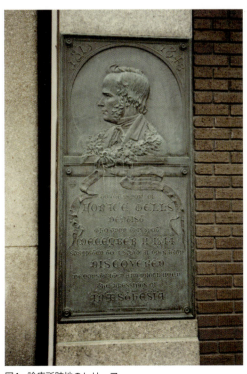

図1　診療所跡地のレリーフ

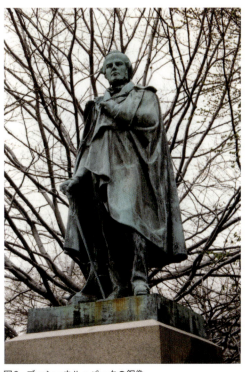

図2　ブッシュネル・パークの銅像

第 I 章　31

AD1894年」という銘文が記されている。

ハートフォードの市民にとって、ウェルズは誇るべきヒーローであり、尊崇すべき聖人なのである。市内には、それを証明するいくつかのモニュメントがみられる。

ウェルズの診療所跡から3ブロックほどの所、ビジネス街の中心に、ブッシュネル・パークという公園がある。芝生に大樹が散在する広々とした美しい公園で、市民の憩いの場になっている。

その公園の東側にある小さな池を背にして、大きなブロンズの人物像がある。ウェルズの立像である。この銅像は、1875年(明治8年)にハートフォード市とコネチカット州によって建立された(図2)。

みあげるような大理石の台座に、肩から羽織ったガウンの襟をおさえ、右手に太い杖をついて、はるかビル街を威風堂々と見渡している。足元には、カバンが置いてある。

台座には「ホーレス・ウェルズ 麻酔法の発見者 1844年12月」と刻銘されている。一世紀余を経て、全身ふきでる緑青におおわれた英姿は、みる者を圧倒する。

次に、ゴールド＆ルイス通りに、中央教会がある。1632年(寛永9年)に創立されたアメリカキリスト教会の最初の教会である。私はちょうど日曜日に訪れたので、朝の礼拝に敬虔な信者が三々五々集まってきていた。

この由緒ある礼拝堂に入ると、両サイドの壁に6つずつ、縦長のステンドグラスの窓がある。向かって右側の5番目の窓が、ウェルズのメモリアル・ウィンドウである。これは、1903年(明治36年)の復活祭の日に除幕された(図3)。

男女二人の天使を配した巧みな構図、外光に映える壮麗な色彩、ウェルズを聖列に昇華した宗教画である。下段に「麻酔法の発見者ホーレス・ウェルズと彼の妻エリザベス・ウォレス・ウェルズの記念」と銘記され、金文字の聖書英語で鮮やかに「NEITHER SHALL THERE BE ANY MORE PAIN. FOR THE FORMER THINGS ARE PASSED AWAY. もはや痛みはないだろう。以前からあった痛みは消え去るだろう」と記されている。

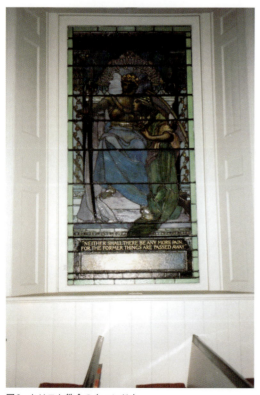

図3 キリスト教会のウィンドウ

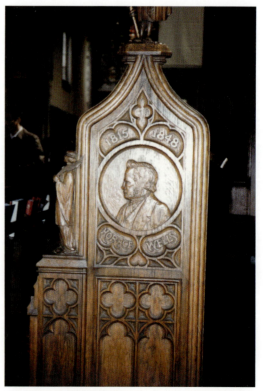

図4 カレッジ礼拝堂の彫像

また、このファースト・チャーチから遠くない所に、トリニティ・カレッジがある。トリニティとは、"主と神と聖霊"を意味する。そのキャンパス内に、ゴシック様式の立派な礼拝堂が建っている。
　みあげるような天井、荘重な礼拝堂内、その両サイドにベンチ型の木製の礼拝席が3列ずつ並んでいる。
　その手前の端の仕切り板をみると、樫の木にウェルズの横顔が彫刻されている。30cmほどの輪に囲まれたポートレイトである。1937年（昭和12年）にホーレス・ウェルズ・クラブ会長のDr. C. G. ブルックス（DDS）により寄贈され、夕べの礼拝において除幕された（図4）。
　ポートレイトの上には「1815　1848」という、ウェルズの生年没年が記されている。仕切りの裏側には、ラテン語で3行に「麻酔法発見者を記念して」と刻まれている。仕切りの頂に、蛇のからんだ杖をもつギリシャの医神アスクレピオスの彫像が乗っている。このウェルズのポートレイトは、聖列に加えられた歯科ゆかりの人物としては、アレキサンドリアで殉教した歯科医学の守護神、聖アポロニアに次いで、2人目であろう。
　一方、ウェルズにかかわる歴史的資料を保存している所が、市内に2箇所ある。まず、メイン通りにあるハートフォード市立図書館である。ここには、ホーレス・ウェルズ・コレクションとして、生前彼がもっていた書籍類18点が保管されている。
　書籍の幾冊かに、ウェルズ自筆のサインがみられる。まことに、自由闊達な筆跡である。
　特に注意をひくのは、2、3の化学に関する本である。これらには亜酸化窒素（笑気ガス）や硫黄エーテルについての解説がみられる。麻酔法の開発に際し、彼が試行錯誤の中で、こうした化学書を読みあさっていたことを窺わせる。
　次に、ウェルズの史料を保存展示している所は、ハートフォード医師会・歯科医師会館内にある医学・歯科医学歴史博物館である。同会館はレンガ造りの堂々たる建物で、数百人収容できる講堂、大小の会議室、図書館を有する地元の医師・歯科医師の共同施設である。
　博物館は、医科歯科の展示室の他に、ロビーや階段をも利用している。歯科は1階に3室あり、100坪ほどはあろうか。中央が抜けた続き部屋なので、扉をあけると奥まで見渡せ、とても広く感じられる。手前と奥の室には、旧式のユニット、エンジンの器械や治療椅子が置かれ、壁際の木製棚やガラスケースには器械器具類が並べられ、一瞬、一世紀も前の診療室に迷いこんだような錯覚を覚える。
　壁には、パイオニアや功労者の肖像画や顔写真入りの額が掛けられ、賞状、メダル、記念写真なども所狭しと飾られている。いかにも、ミュージアムらしい優雅な知的雰囲気を漂わせている。そこには、彼らが自分たちの歴史を重んじ、伝統を尊ぶ姿勢が感じられる。
　真ん中の室は「ホーレス・ウェルズ・ルーム」と名づけられ、彼に関する史料が一堂に集められている。われわれが医学史の本などでみたことのある写真や絵、各国からのウェルズを顕彰した記念の品々も飾られている。ハートフォードの医師会・歯科医師会が誇る、ウェルズの史料の宝庫である。
　数多い史料の中で重要なものとして、ウェルズの日記帳があげられる。四角いノート大の大きさで、表紙はベニヤ板に青い厚紙を貼ってあり、手書きで「Day Book」と記されている。70ページほどの厚さで、余白もみられるが、日付は1841年3月13日に始まり、1845年11月5日で終わっている（図5）。
　内容は、日記というより、むしろ患者の治療の控え簿といった方がよいだろう。毎日の患者について、患者名、治療内容、診療費が記され、ところどころに「Paid　支払済み」という書き込みがみられる。たとえば"Mr. ××× Toothache"、"filling 2 teeth 2,00"、"Operation"、"Extraction tooth 50"など、羽根ペンを走らせた達者な筆致で記されている。
　彼の後輩、麻酔法開発で彼を乗り越えてゆく

W.T.G.Mortonの名前が、5回以上でてくる。またハートフォードの開業医仲間で、ウェルズの智歯を無痛抜去して、麻酔法による最初の術者となるJ. M. Riggsの名もみられる。

当然、ウェルズが最初に無痛抜歯を施行した日、1844年12月11日を調べてみた。それは58ページにあったが、当日は普段より患者が多く、5人ほど診療したようだ。けれども、笑気ガス麻酔に関しては、何も記録されていない。

次の59ページは、12月21日と31日の2日間は記載されているが、あとは余白に「1844年の終わり」と大きく走り書きしてある。すなわち、麻酔施行の翌日12日から20日までの9日間と、22日から29日までの8日間は記載されていないのだ。これは、彼が発見した未曽有の実験に専念していたことを物語っているといえよう。

次に、半地階にある大会議室の正面の壁に、ウェルズの等身大の肖像画が掛けられている。この油絵は1899年(明治32年)に、ウェルズを讃えてC. N. フラッグという画家が描き、市内のワーズワース・アテネウム博物館に寄贈し、長らくそのロビーに掲げられていた。生前のウェルズの面影が偲ばれる作品である。

さて、ウェルズは1848年(弘化5年)1月24日、鬱病が嵩じてニューヨークの拘置所内で自殺を遂げた。麻酔法発見からわずか3年後のことである。彼は、ハートフォードのオールドノース墓地に埋葬された。1908年(明治41年)になって、息子チャールスT. ウェルズによって、妻エリザベスとともに、市内のセダーヒル共同墓地に移された。その名のとおり、高台にヒマラヤ杉の繁る広々とした墓所である。芝生の中にさまざまな意匠を凝らした墓石が散在し、ハイキング気分に誘われるような明るさ美しさにあふれている。

チャールスの建立した花崗岩の大きなモニュメントがあった。その長方形の前面一杯にはめこまれたブロンズのレリーフには、病人に麻酔するあでやかなエンジェルが舞っている。緑青が幾筋もの雨だれをつくり、緑青におおわれた下段の部分に「THERE SHALL BE NO PAIN」という金言が読めた(図6)。

モニュメントの裏側には「ホーレス・ウェルズ 1815-1848 麻酔法の発見者」と刻まれている。

両横の個所が穴ぼこになっている。実は、ここには天を仰ぐ対のエンジェル像がはめこまれていたのだが、いつの頃か両方とも盗まれてしまったのだ。その左側の像には、「I SLEEP TO AWAKEN 私は目覚めるために眠る」、右側に

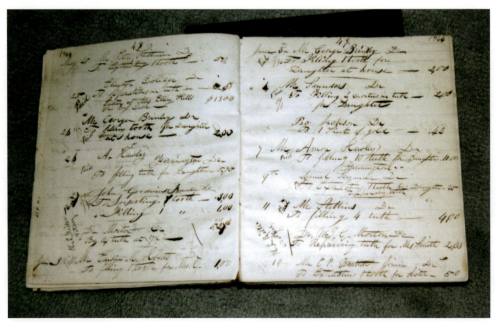

図5 ウェルズの日記帳の1頁

は、「I AWAKEN TO GLORY　私は栄光に目覚める」と刻まれていたという。

このモニュメントの前に、3つの同じ形の墓石が並んでいる。左からウェルズ、妻エリザベス、息子チャールスのものである。生前のウェルズ・ファミリーの仲を偲ばせる佇まいである（図6）。

墓石の表には「Dr. ホーレス・ウェルズ　1815年1月21日　1848年1月24日」と、キャピタルで浮彫りに記されている。パイオニアとして悲劇の生涯を終えたウェルズは、ここに静かに眠っている。

駆け足であったが、以上がハートフォードに残るウェルズのメモリーである。ここでもう1つ、ウェルズのモニュメントを紹介しておかなければならない。

フランスのパリの凱旋門に近い所に、プラス・デ・ゼタ・ジュニ（アメリカ広場）がある。四方を高いビルで囲まれた静かな美しい公園で、フランスにゆかりのあるアメリカ人のモニュメントが、6つ建てられている。その1つがウェルズの像である。

荒削りの大理石の台座に乗った白い胸像で、高さ2m45cmの飾り気ない個性的な作である。これは、1909年（明治42年）にパリで開かれた第3回FDI（国際歯科連盟）総会の剰余金をもとに、パリアメリカ歯科クラブの協力により、ウェルズの国際的功績を讃えて、翌1910年（明治43年）に建立された（図7）。

ここパリに彼の記念碑が建てられるのには、少なからぬ因縁があったからである。後輩モートンの華々しい成功の報に接し、ウェルズは1846年暮れ、失意のうちに妻を伴って欧州旅行にでかけた。パリを訪れた彼は大歓迎をうけ、帰国後自らの麻酔法開発の経緯をまとめた小論を送る。

その論文を根拠にパリ医学アカデミーは、1848年1月ウェルズを「麻酔法の発見者」と認定した。その知らせはただちにアメリカへ送られたが、当時の船便は遅く、ウェルズがその朗報を手にすることはなかった……。

パリの関係者は、65年前のこの逸話を知っていたのである。台座には「アメリカの歯科医師　ホーレス・ウェルズ　外科麻酔法の発見者　1844-1848」と無造作に刻まれている。

さて、アメリカの首都ワシントンD.C.にあるスミソニアン博物館は、広く知られている。その中の1つに、国立アメリカ歴史博物館がある。建国二百余年のアメリカが、自国の歴史的資料を収集展示した大ミュージアムで、毎日多数のアメリカ市民が自国の誇る歴史を見学にくる。

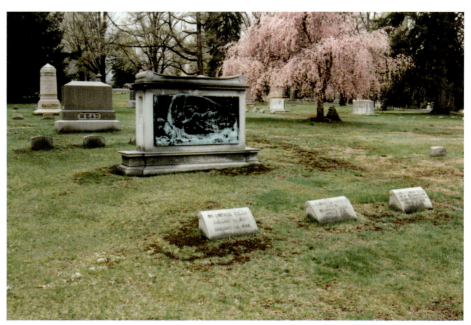

図6　モニュメントとウェルズの墓（左端）

その1階に「痛みとその救済」と題する展示コーナーがある。一般市民に、麻酔法の歴史を教える常設の展示場である。

この正面の壁に、「吸入麻酔法の発見」と題し、次のような解説が掲げられている。「除痛外科は、アメリカがもたらした医学上の最初の偉大な改革である。1840年当時、亜酸化窒素と硫黄エーテルの吸入は、楽しみのためであって、ときおり、呼吸系の病気の治療に用いられるにとどまっていた。次の10年間を通して、幾人かのアメリカ人は、それらのガス体を麻酔に応用することを発見した。外科臨床はドラマチックに変貌した。3人の人物が"麻酔法の父"というタイトルを得ようと競いあった」。

その下に、麻酔の語源について触れている。しかし、ここには命名のいきさつが記されていない。それは、エーテル麻酔法に劇的な成功をおさめたモートンに、友人の詩人O. W. ホルムズが、これから多くの人々によって繰りかえし話されるであろうこの状態に、できるだけ正確な名前をつけるように勧め、エーテルによって生ずる無感覚の状態を、ギリシア語からAnesthesiaと呼ぶことを提案、モートンがこれを快く承諾し、今日に至る麻酔という用語が決まったのだ。すなわち、語源からいえば、Anesthesiaとはエーテルによって生じる無感覚の状態を意味したのである。

この掲示の前に、麻酔法のプライオリティ（優先権）を争った3人のブロンズの胸像が並んでいる。別個に製作されたので大きさはマチマチであるが、向かって右からC. W. Long、ウェルズ、モートンである。胸像の前の展示ケースには、彼らの資料と解説文が置かれている（図8）。

まず、ロングについては「ロングは、外科において吸入麻酔を用いた最初の人物であった。しかし彼はそのことで、決して広く認められることはなかった。……彼は彼の発見を1849年まで発表しなかった」と記述されている。右側の小冊子は、同年に彼がだした最初のアナウンスメントである。

次に、ウェルズの解説は「ウェルズは、外科麻酔法を"発見"した2人目のアメリカ人であった」と書きだし、1844年12月の無痛抜歯の成功から、ハーバード大学における公開手術の失敗までの経緯が綴られている。"discover"を引用符付けにしているところに解説者の苦心が窺えるが、いかにも歯にモノがはさまったような表現である。

実際は、彼は失敗したというより、当時はまだ無痛という概念を理解する知識はなく、患者の呻

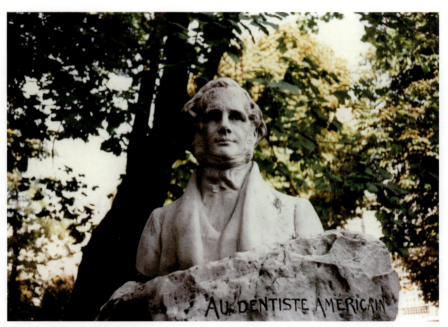

図7　パリのアメリカ広場の胸像

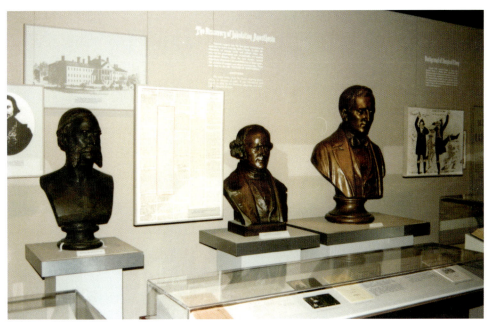

図8　スミソニアン博物館の常設展示コーナー。中央がウェルズの胸像

きや悲鳴は即、痛みを感じた証拠とみなされてしまったのである。左側の小冊子は、1847年（弘化4年）にウェルズがだした小論「亜酸化窒素ガス、エーテルとその他の蒸気の外科手術への応用に関する発見の経緯」である。

3人目のモートンは、「無痛外科を発見した最初の人物ではないのに、モートンは麻酔法の"発明者"としてもっとも広く知られた」と記し、1846年（弘化3年）9月の硫黄エーテルによる無痛抜歯、10月のマサチューセッツ総合病院（MGH）での公開手術の成功について説明している。ここにも引用符"inventor"がみられる。

うしろの壁には、モートンの公開手術をお膳立てしたMGHの病院長 J. C. Warren の写真が飾られている。ウェルズの要請をうけて、ハーバード大学で自らの臨床講義の時間を彼に提供したのも、同医学部の外科学教授をつとめていたワーレンであった。

さて、これらの解説の仕方には、どうも釈然としない思いが残る。史実を知らない一般の市民がこれを読めば、優先順位はロング、ウェルズ、モートンと受けとることであろう。

けれども、それでは、史実が正しく評価されたことにはならない。遅れてきた男ロングを、時代に先駆したウェルズ、モートンと同等に扱うこと自体、すでに誤りなのである。先見性、進取の気性、危険をかえりみぬ勇気——いずれも古今、パイオニアに共通する資質である。それが、ウェルズを未知なるものへ挑戦させたのだ。いつの場合も、先駆者とその他大勢との決定的な差異は、そこにある。

歴史に仮定は禁物とはいえ、もしウェルズが笑気ガス吸入を自らの身体に試みなかったら……もしウェルズが笑気ガス吸入法を携えてボストンへ赴かなかったら……少なくとも彼は、あのように悲惨な境涯を送ることはなかったであろう。その代わり、麻酔法の開発はどうなっていたことであろうか。

今この一瞬、世界中の病院でどれだけの外科手術が粛然と行われていることだろう。われわれは、ウェルズが人類に遺した恩恵を決して忘れてはならないのだ。

Wells記念切手運動

　私は、1988年（昭和63年）4月25日、新潟歯学部助教授の小倉英夫を伴って、コネチカット州の州都ハートフォードを訪れた。書簡だけの通信だったが、開業歯科医師のL. F. Menzerは駅まで出迎えてくれた。

　ここハートフォードは、麻酔法の発見者Horace Wellsの町でMenzerはハートフォード医学・歯科医学歴史博物館の館長をつとめていた。同館はH. Wells記念博物館と別称され、館内はWells関係の史料で埋まっていた（図1）。

　私たちは、市内の閑静なMenzer宅に3泊ホームステイした。アメリカ東部の典型的な中流家庭だ。彼は、市内の各所のWellsの遺蹟を案内してくれた。はるか日本からWells探訪にきたと驚きながら、50代の気さくで生真面目な彼は、汗をかきかき私たちをガイドした。Wellsがハートフォードの誇る名士であり、Menzer館長が尊崇する先人であることを実感した。

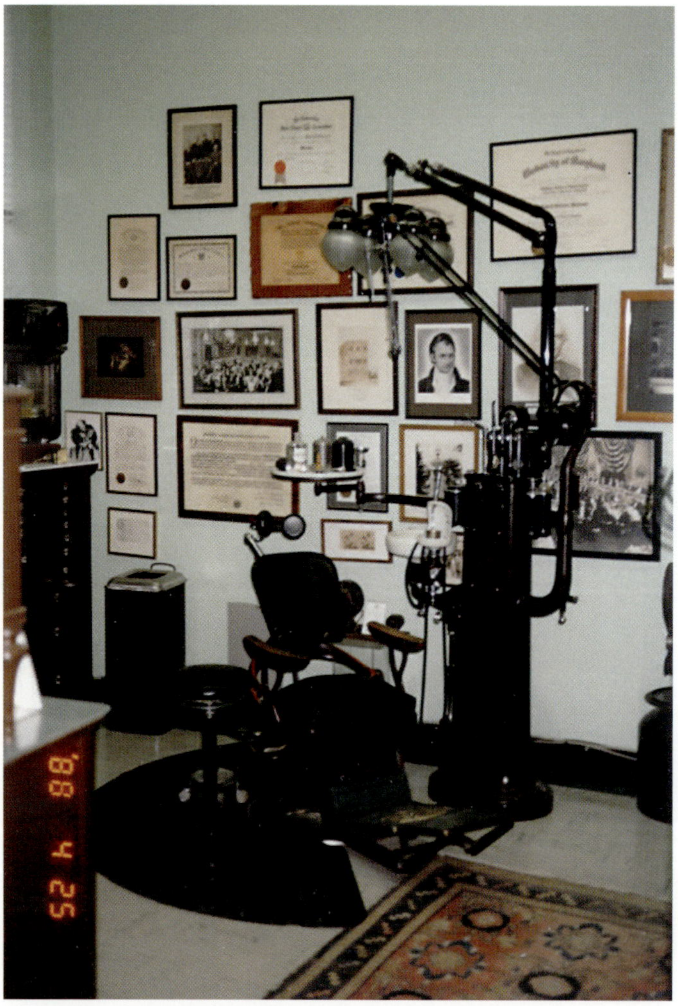

　町を離れる朝、駅まで見送ってくれたMenzerに、東京へ招待したら、「飛行機に乗るのが嫌いなんだよ」とアッサリ断わられた。

　前後するが、翌1989年（平成元年）9月1日、私は本学医の博物館とWells博物館を姉妹館として提携した。調印は、国際郵便 EMSで取り交わした。医の博物館の姉妹館の第1号であった。

　1988年10月、MenzerからWellsに関する分厚い要請状が届いた。同館を中心にハートフォード医師会と歯科医師会では、来たる1994年（平成6年）がWellsの麻酔法発見150年に当たることから、同年を期してWellsの記念切手25¢を発行する請願をすすめているという。その運動への協力の要請だった（図2）。

　すでにアメリカでは 1864年（文久4・元治元年）にアメリカ歯科医師会、1870年（明治3年）にはアメリカ医師会が、

図1　Wells記念博物館の展示室

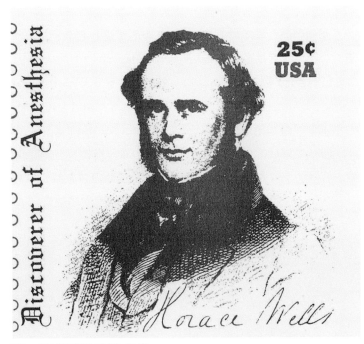

図2　25¢記念切手のデザイン案

Wellsを「麻酔法の発見者」として公式に認知していた。請願中の記念切手には、"麻酔法の発見者"とデザインされるという。この種の請願は、ふつう5〜6年かかるので、今から始めたと付記してあった。

さっそく私は、「ウェルズ記念切手発行の請願に協力する会」を結成し、まるで雲をつかむような支援に乗りだした。11月にまず歯科大学・歯学部の歯科麻酔学講座と口腔外科学講座、医科大学・医学部の口腔外科学講座、日本歯科医史学会会員に趣意書と署名簿を送付した。

趣意書には、「近代外科学・麻酔学を開幕した偉大な先人Horace Wellsが、故国アメリカにおいて身近な郵便切手によって人口に膾炙することになります。それはアメリカにとどまらず、世界の斯界にとってこの上ない朗報であります。その意味から、請願は必要かつ重要なアピールであり、私どもにとってたいへん意義ある運動であると確信します」と記した。あわせて、同封の請願の趣意書と署名簿を回覧または掲示し、関係の方々に周知して、本運動に賛同くださる方々の署名をお集めいただきたいと要請した。

麻酔科医や口腔外科医であれば、Wellsを知っているとはいえ、世話人の声にどれだけ呼応ねがえるか、自信はなかった。旬日にして、各大学から次々に署名した名簿が返送されてきた。反応は好意的で、励ましの文章も添えられていた。

これに意を強くした私は、本学の姉妹校・IUSOH（口腔保健のための国際姉妹校連合）校に、同様の英文の要請状を送った。外国の歯学部には歯科麻酔学講座はないので、口腔外科学講座を中心に、Deanはじめ友人知人に手当り次第に届けた。

請願をはじめて1年、1989年10月現在、新潟歯学部308名、歯学部（東京）280名、各大学の歯学部853名、医学部436名、歯科医史学会・医史学会をふくむ2,671名。国外からは台湾、韓国、中国、タイ、イスラエル、スイス、西ドイツ、イギリスから304名、私は毎年ニューイヤーズカードを150通ほど送っているが、彼らから十数名ずつ、総計して4,264名に達した。

この予想外の数にMenzerは歓喜して、長文の電報を打ってきた。請願が叶ったら日本に行く！と、飛行機嫌いが誓っていた（図3）。

私はMenzerと連絡をとりながら、翌1990年（平成2年）1月に2,500名の署名簿を、請願の窓

口の合衆国郵政省公民切手顧問会に送付した。折り返し、同省局長から、ご承知の通り毎年数千名の請願候補者があり、貴意に沿うことは至難である旨、まことに事務的な返信がきた。数千名かあ、とさすがに私は長嘆息した。

その素っ気なさにめげずに、9月に第2回分として1,500名分を送った。同じくシビアな文面ながら、「外国の支援者が、このように大きな関心を寄せることはきわめて稀である。貴方の努力はたいへん印象的である」とあった。前便とは微妙な変化が感じられ、追って第3回分として1991年（平成3年）2月に、カナダ等を加えて1,000名分を送付した、Wells記念切手に共鳴した方々の総計は、5,000名を超えた。

翌春、Menzerより、コネチカット州知事に署名簿の写しを持参し、郵政省への口添えを依頼したが、運動の労をねぎらいつつ丁重に断られた、と短い知らせが届いた。

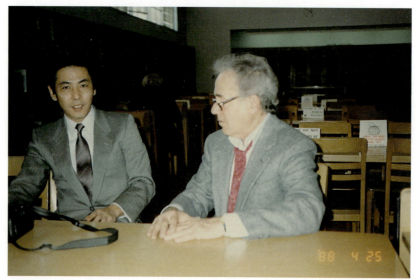

図3 館長Menzer、小倉英夫

西欧紙幣にみる国民性

　キャンディを買おうと、紙幣をわたした。パリのドゴール空港のキオスクである。金髪の店員が一瞬首をかしげたので、私は古いお札だと気づいた。彼女はオーケオーケと笑って、キャンディと釣りをよこした。パリは2度目で、それも20年ぶりだった。前のときに両替しなかった紙幣が残っていたので、出発まえに無造作に財布に入れたのだ。

　釣りにもらったフランは、やけに大きいヨレヨレの手触りだった。いかにも冴えない貧相な中年男の顔が刷ってあった。フランスにしては美的感覚ゼロ……私は、気が滅入るようなお札の皺々をのばした。それでも発行が1987年と印されているから、新札だった（図1）。

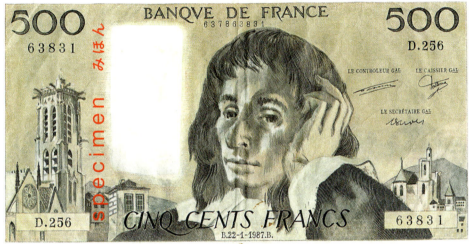

図1　フランスの500フラン、左右18cmで大きい。表も裏も同じ人物だが、表は左向き裏は右向き

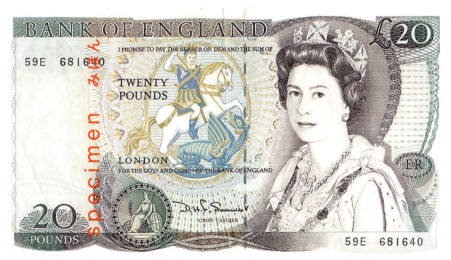

図2　イギリスの20ポンド、表は王冠を戴く英国女王。裏にはシェークスピアの全身肖像

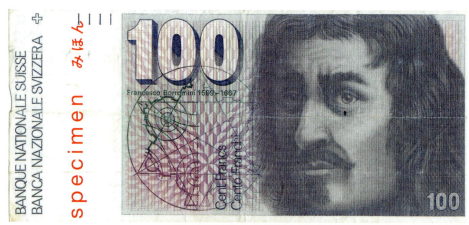

図3　スイスの100スイスフラン、表は17世紀のイタリアの建築家F. B. Borromini

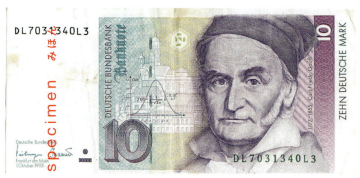

図4　ドイツの10ドイツマルク、19世紀のドイツの数学・物理学者C. F. Gauβ

あとで知ったのだが、フランスでは、紙幣には偉人や王侯貴族は選ばない。シャンゼリゼを歩いている一市民を掴まえて、否応なしにモデルにするのだという。

一方、イギリスでは、すべての紙幣に美しいエリザベス女王が微笑む。英連邦も等しく、すべて君主の女王がメインである（図2）。

また、スイスの紙幣には、黒髪・太眉・口髭を蓄えたむさくるしい中年男。彼は、有名なイタリア人という。スイスでは、自国人を紙幣に飾ることはないのか?!（図3）。

さらに、ドイツの小さい紙幣には、帽子をかぶった頑固そうな厳しい顔が刻まれている。彼は、著名なドイツ人学者である（図4）。

いずれも、35年ほど前に通用していた4カ国の紙幣である。おのおの、独特の強烈な国民性を感じさせる。

その日、夕暮のおそいシャンゼリゼ通りを、新潟歯学部の小倉英夫と散歩していた。不意に半折れの新聞紙が、目前にバサバサと揺れた。私を取り巻くヒスパニック系の子供数人が、ワッと四散した。「大丈夫ですか」、小倉の声にあわてて胸ポケットをさぐると、財布がない。ヤラレタ！　左ポケットに入れたパスポートは、掏られていなかった。財布には、あの釣りのフランが入れてあった。

第 II 章

姉妹校――中山医学大学　周 汝川先生が創立した医学系総合大学 ……… 44

姉妹校――ミシガン大学歯学部　アメリカのトップ級の名門校 ………… 47

姉妹校――パリ第7大学歯学部　パリ大学の女帝 Nadine Forest …… 50

姉妹校――華西医科大学　中国最古の四川医学院 ……………………… 55

姉妹校――マヒドン大学歯学部　タイ国王から名誉博士号 …………… 59

ニューイャーズ・パーティ ……………………………………………… 61

24年『IUSOH』レター 20号 …………………………………………… 62

最高の口腔外科医――加藤譲治教授 …………………………………… 63

過去形の疾患――NOMA（水癌） ……………………………………… 65

Vesaliusの邦訳本『人体構造論抄』の筆禍 …………………………… 67

姉妹校――中山医学大学
周 汝川先生が創立した医学系総合大学

周 汝川理事長との出会い

　1964年（昭和39年）の春、6年生だった私は、薬理学の真泉平治教授室へ呼ばれた。真泉教授の隣には、痩身ながら、見るからに精悍なエネルギッシュな人が座っていた。真泉の同級生で、本学第29回卒の台湾出身の周　汝川先生と紹介された。4年前の1960年（昭和35年）、周は故郷の台中市に中山牙医専科学校を創立した。新聞部であった私は、同校の創設談を取材せよと命じられたのだ。

　私が問うまもなく、周先生は両手を振り回し口角泡を飛ばして、まるで機関銃のように捲し立てた。のちに、メディアは田中角栄元首相をコンピュータ付ブルドーザーと渾名したが、そのときの周先生は、まさにスリムなコンピュータ付ブルドーザーであった。口八丁手八丁の脂の乗った40代。私は、その爆発的なエネルギーに圧倒された。それが、周理事長との鮮烈な出会いであった。

　本学は、1971年（昭和46年）、同校と姉妹校を提携した。中原　實学長と周理事長の間柄だったので、気易く口頭で済ませたらしい。本学最初の国際姉妹校である。

　私は1989年（平成元年）に、小倉英夫助教授を同行して、初めて中山医学院を訪問した。まだ、

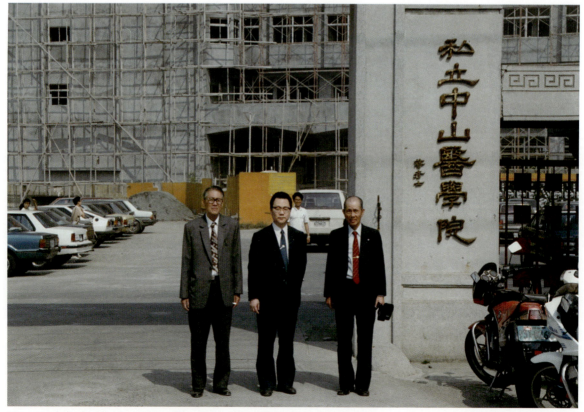

図1　1989年（平成元年）に初めて中山を訪れた中原。背景に建設中の校舎が見える

創立時の趣きを残したキャンパスであった（図1）。

構内をツアー中、周はガラリと授業中の教室の戸をあけた。私たちを学生たちに紹介したあと、私に挨拶せよと促した。私は面食らいながら、即席で中山医学院と日本歯科大学の関係を説いた（図2）。

通訳は、周理事長の実弟の周 汝南（本学33回卒）である。汝川は、教壇を歩き回りながら、黒板に私のいう人名や地名を書きなぐる。汝南は、実兄とは対照的に温厚柔和な紳士で、亡くなるまで永らく汝川理事長を支えた。

50周年を迎えた中山医学大学

当時、台湾には軍医学校に牙医学科があるのみであった。中山牙医専科学校は、台湾で2校目の歯学部、最初の私立歯学部であった。昭和15年（1940）に本学を卒業した周 汝川は、晩年の中原市五郎校長の薫陶をうけた。台中市に開業したが、中原 實学長に啓発されて、43歳にして歯科医学校を興す。

創立7年後には早くも医学部を併設し、それから次々に4学部を増設し、中山医学院となる。1999年（平成11年）にメディカル・センター（医学中心大樓）を新築した。地上17階、地下5階、500床を有する総合病院である。これによって中山医学院は、アジア随一の医学系総合大学に躍りでた。今や学生総数8,000名、卒業生総数3万2,000名で、歯学部卒業生は台湾歯科医師の40％を占める。

同センターの開院式のテープカット。写真中央の周理事長の左は台中市長（中山医学院歯学部卒）、右は中原。そのあとロビーの式典において、私は、中原 實名誉学長のリトグラフ『猫の子』を贈呈し、日本の招き猫の謂れを披露した（図3）。

話は飛ぶが、あるとき町のエレベーターが故障した。そのなかに周理事長が閉じこめられたと、テレビ数社が駈けつけ全国に放映された。斯く周

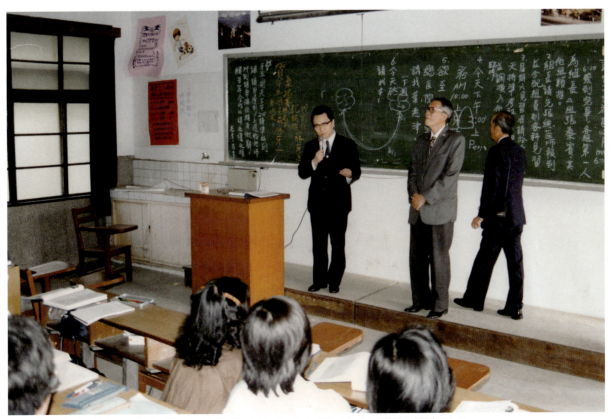

図2　中原の隣が周 汝南、周 汝川。黒板には中国語が板書されているが、学生の教科書は英語の専門書である

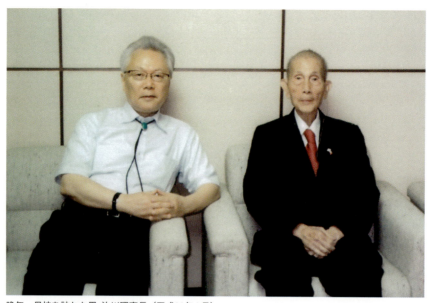

晩年、母校を訪れた周 汝川理事長（平成23年8月）

先生は、台湾有数の著名人なのである。

　中山医学大学となった同校は、2010年（平成22年）11月、創立50周年を迎えた。周理事長は94歳、矍鑠（かくしゃく）として中国語と日本語で朗々と挨拶した。あの火を吹くようなエネルギーは、半世紀後の今も衰えを知らない。祝宴では、料理を自前の鼻毛鋏（はなげばさみ）で細かく切り刻んでから、悠々と口に運ぶ。切りにくい肉や好みでない菜は、隣席の私や小倉教授の皿にサッサと移す。毎朝、日本の新聞を読みNHKの番組を観る。一代で大業を為しとげた周 汝川先生は、第二の故郷日本と母校日本歯科大学を決して忘れない。

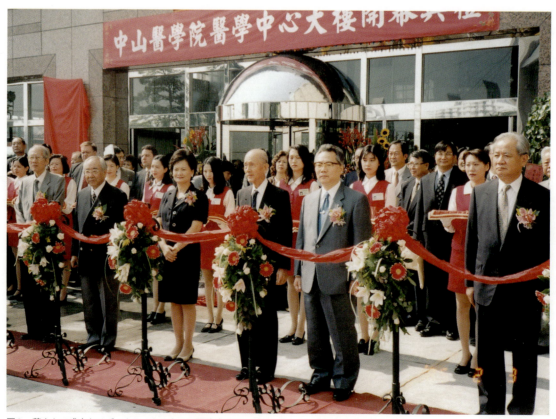

図3　華やかで盛大なメディカル・センターの開院式のテープカット

姉妹校——ミシガン大学歯学部
アメリカのトップ級の名門校

ミシガン大学Dickの歓迎

　彼と初めて会ったとき、私は、信頼できる人物と直感した。40代半ばの優雅で知的なジェントルマン、Richard L. Christiansen（愛称 Dick）である。ミシガン大学に歯学部長として着任して間もない新潟来校であった。

　北米では、Deanの選考は厳しい。まず100名におよぶ候補者を順々に落として、数名に絞る。大学理事者による入念な面接、学部内の公開コンペ等を経て最終の一人が決まる。その際、自分の大学出身者を選ぶことはない。卒業生は客観性と公平性を欠くとして、当初から除く。Dickも、隣州のオハイオ大学から選任された。新しいDeanにはおおむね10年間、学部運営の全権を委ねる。Deanの権限は大きいが、こうして厳選された人物が、必ず十分な職責を果たすとは限らない。それが、人の世の難しさである。

　国際活動を重んじたDickは、率先して本学との姉妹校の提携に動いた。同歯学部には、本学から幾人も留学していたので、親しい間柄であった。私が一見して彼に敬服したように、彼もまた私に信頼をおいた。私は、今度は私がアンナーバーを訪問する、と約した。

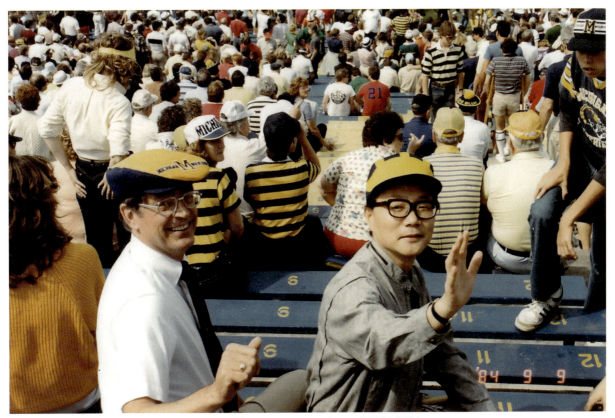

図1　ミシガン大学のロゴ帽をかぶった中原とDick、全米アメリカンフットボールの決勝戦を観戦中

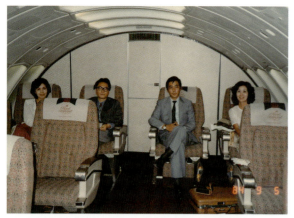

図1 アメリカへむかう機内、緊張した中原と小倉、微笑む両夫人

それから3カ月間、私は家内の優子と英会話の特訓をした。1984年（昭和59年）9月6日、私たちは、ミシガン大学歯学部で姉妹校提携のサインを交わした。

その翌々日、Dickは、私と小倉をデトロイトの全米アメリカンフットボールの観戦に連れていく。ミシガン州と、彼の故郷オハイオ州のチームによる決勝戦であった。広い球場は大観衆に埋まり、私は、その熱気に圧倒されていた（図1）。

そのとき、Dickが球場の向う正面にある大きな電光掲示板を指した。見あげると、『歓迎　日本歯科大学　中原　泉歯学部長一行』という英字が煌々と流れていく。思わず、私は座席にのけ反っていた。国際派のDickらしい、心を込めた最大限の歓迎であった。

ミシガン大学との姉妹校調印

本学とミシガン大学の姉妹校締結調印式は、現地時間1984年（昭和59年）9月6日午後1時半より、アンナーバーのミシガン大学歯学部内の同窓会寄贈の「アラムナイホール」において、両校約40名が出席して開催された。

まず、クリスチャンセン歯学部長が、「本日は本学が貴校に、より多くの知識と経験を共有することを申し入れる祝典の日です」と、本学に姉妹校の提携を求める宣言を行った。

つづけて彼は、「私は、今年6月に日本歯科大学を訪問する機会を得ました。貴校の資質と献身

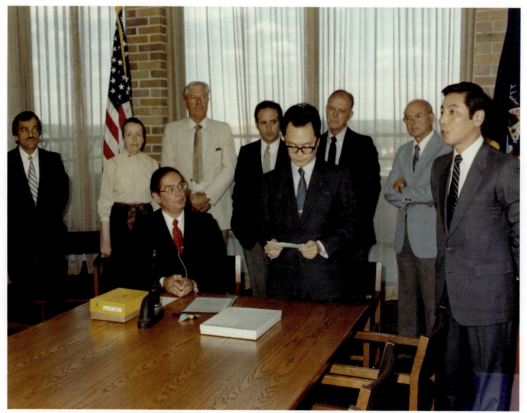

図2　クリスチャンセン歯学部長はじめ教授方の見守るなか、小倉助教授の通訳で挨拶する中原

は、私に強い感銘を与えました。両校には、同じように最終目標への熱意が見られたのです」と提携の経過を報告した。

これをうけて私は、小倉英夫助教授の通訳により、日本歯科大学の五つの特色を披露し、「日本には"太く短くより、細く長く"という諺がありますが、今後の両校の関係は"太く長い"付き合いになることを祈ります」と挨拶した（図2）。

このあと、私たちは邦文と英文の姉妹校同意書に署名し、両校の校旗を交換して出席者の拍手を浴びた。式典終了後、教授たちは「今回の調印式は、ミシガン大学歯学部始まって以来のセレモニーであり、歴史的なイヴェントです」と口々に称賛した。

あとで知ったのだが、調印式の後ろ側に立つメンバーは、国際的に著名なミシガン大学を代表する錚々たる顔ぶれであった。彼らを招集し1時間もの間列席させたのは、ひとえにDickの熱意とリーダーシップであった。

姉妹校──パリ第7大学歯学部
パリ大学の女帝 Nadine Forest

パリ第1訪問

　パリ大学は、第1から第15まで分かれている。そのうち、第5大学と第7大学に歯学部がある。第5はパリ郊外にあり、第7は市内にある。後者の前身は、1883年（明治16年）に創立されたフランス最古のパリ歯科医学校である。

　1985年（昭和60年）6月7日、私と新潟歯学部助教授の小倉英夫は、御茶ノ水の日仏会館のL. Vandermeersch館長の案内で、第7大学歯学部を訪問した。ソルボンヌの大学街の石畳の通りの奥に、古い石造りの風格ある建物がある（図1）。

　歯学部長室をあけると、大きな机テーブルに瘦身の女性が、優雅に立って片手を差しのべた。50代前のDoyen (Dean) のNadine Forestである。私たちは、テーブル越しににこやかに握手を交わした。

　彼女は立ったまま、片手で卓上の革装の大冊をバタンとひらいた。来訪者の記帳するサイン帳であった。ひるまず私は、厚い洋紙のページに、思いきりローマ字と日本字で名前を書きなぐった。つぎに、小倉が丁寧に英文の謝辞を書き綴った。

　これが、Nadineとの付き合いの始まりであった。彼女は、私たち東洋人の扱いに戸惑って、接待係にMicheline Ruel-Kellermann (M. R. ケラーマン) とRoger Guichard (R. ギシャール) 夫妻をつけた。Kellermannは典型的なフランス美人で、Guichardは往年の名優ジャン・ギャバンに似た伊達男だった。

　彼らの案内する構内は、いかにも古くて狭い。病院の診療室にならぶユニットは、自国製の旧式であった。私たちは前日に第5大学を見学したが、歯学部内には病院施設はなく、臨床実習は近隣の病院や診療所に分散していた。診療室では丁度、Doyenが患者を治療中であった。取りかこむ数名の登院生に細かく指導している。私たちは、遠くから会釈して診療室を離れた。

　一通り案内がおわる頃には、K&G夫妻と互いに旧知のように打ち解けていた。Guichardは歯科補綴学の教授、Kellermannは精神分析病理学の助教授であった。彼女は、「私を教授にしてくれないのよ」と不平を洩らしていた。ふたりとも凱旋門通りの医療専門ビルに、おのおの専用のオフィスを持っている。

　昼どきになり、大学近くにある瀟洒なレストラ

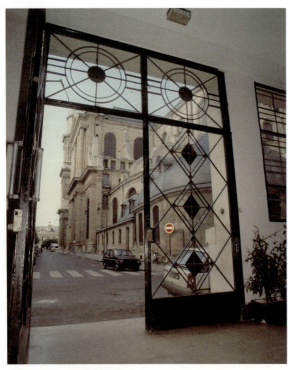

図1　パリ第7大学歯学部校舎

ン「Champagne〈シャンペン〉」に行く。彼らの行き付けの店らしい。ランチをおえてcaféがでる頃合いをみて、私はDoyenに、控えめに姉妹校提携の提案をした。「Oui!」とためらいなく同意の即答が返ってきた。私は急いで、「教授会に諮らなくてよいのですか?」と問い返した。かたわらの通訳譲が、それはDoyenの決めることですと説く。

そうか、Doyenの権限なのか……重ねて私は、IUSOH（口腔保健のための国際姉妹校連合）への加盟を誘った。彼女は、「3校目に加盟できて光栄です」と快諾した。ユニオンを結成した本学、ミシガン大学に次ぐ3校目であった（図2）。

私のほうは、（両教授会に諮らなければならないので）年内に調印に再訪すると伝えた。するとDoyenは、9月18日に来てくださいと日にちを指定した。エッ、もう調印の日まで決めていると、私はそのスピード感に痺れた。さすがに、パリ歯科医学校だ……。

Doyenもホッとしたらしく、「私たちは、日本人にコンプレックスがあるんですよ」と意外な心情を吐露した。日本の国力は凄い、日本は魅力ある国だと敬意をこめて語る。あまりに率直な……今や、日本はGDP第2位の時代である。1年半後には日本のバブル景気がはじまる。私は、本学の国際活動は、国の威勢を背景にしていると実感した。

別れぎわ、レストランをでたところで、Nadineは私の両頬に接吻した。意表をつかれて、私ははしたなくも赤面していた。

パリ第2訪問

1985年（昭和60年）9月18日、約束通り私と小倉はパリ第7大学を再訪した。

前回とちがって歯学部構内は、たいそうざわついていた。第11回Garanciere学会が催されていた。聞けば、Garanciere（ガランシェ）は、第7大学歯学部の建つ通りの名前という。毎年、全国16の国立歯学部が参加する合同大学会で、主催は第7大学歯学部、大会長はNadine Forestである。パリ歯科医学校を前身とする第7大学歯学部が、フランスの歯学部のトップ校であることを実感した。彼女は、この大学会の日に合わせて、私たちを招いたのだ。

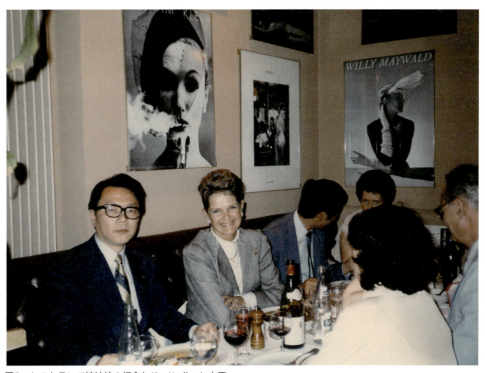

図2　レストランで姉妹校の打合わせ、Nadineと中原

大会の賑わいを抜けて、構内の古色な図書館に、副歯学部長、K&G夫妻ほか数名が集まった。飾らない簡素な調印式であった。Nadineと私は、姉妹校の調印書にサインした。

　おわると彼女から、さり気なく洒落たペンを手渡された。しまった！……私はサインに愛用のボールペンを使ったのだが、彼女は公式のペンを2本用意していたのだ。私は、黙ってそのペンを押し頂いた。

　そのあと、私たちは狭い教室の片隅で、スライドも黒板もつかわないKellermannの口演を聞いた。さすがの小倉も、仏語では眠気をはらう30分間であった。

　夕方、エリゼ宮（大統領府）へいくという。大学から近いらしく私たちは、K&G夫妻とお喋りしながら歩いた。3カ月前には、私よりブロークンだったRogerの英語が淀みない。私たちが再来するので、夏休みにロンドンの英会話スクールに通ったという。思わず私は、メルシーと彼の太った背中に抱きついた。彼の遊蕩なパリジャンのイメージが一変した。

　そのあと、私はつい調子づいて、「Doyenはお幾つですか？」と口を滑らした。とたんにRogerは、顔面朱色になって唇から泡を吹いた。あわてて私は、両手で口をふさいで非礼を詫びた。Kellermannが肩をすくめた。Doyenへの不躾が、彼らを仰天させたようだった。あとで知ったのだが、Nadineはフランス貴族の流れを汲む家柄という。毅然とした立ち居振る舞い、凛とした声音は、紛う方なき貴族の出……。

　さて、私たちが連れていかれたのは、エリゼ宮内にあるゴシック建築の議事堂であった。その大ホールは、すでに大会の出席者300人で埋まっていた。Kellermannは、Doyenはここで調印式をプランしていたのだが、調整がつかなかったという。仏国議事堂内で姉妹校調印！　と、私は胆をつぶしていた。

　会場の主席には、Nadine、大統領顧問、パリ

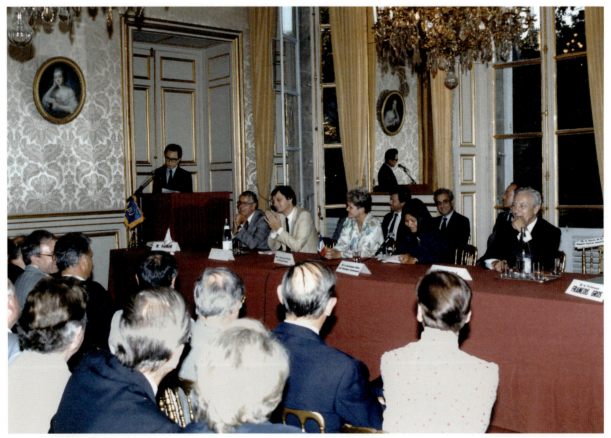

図3　仏国議事堂の大ホールにて

第7大学学長、パリ歯科大学協会会長、フランスの16国立歯学部の歯学部長、日本大使館公使等々がズラリと並んでいた。私は、公使の隣に座らされた。

まず厚生省次官、文部省次官の祝辞にはじまった。私は、大学での姉妹校調印式でスルーした挨拶を、この会場でするのだ。延々とつづく挨拶のなか、隣の50代の公使は、手にした挨拶文に額から玉の汗を垂らしてメモッている。

この式典を仕切っているのは、鋭いギョロ目の貫禄ある歯学部病院長Guy Penneである。彼は、ミッテラン大統領の親友で、大統領顧問をつとめている。

フランス人はあとの演者などお構いなしなので、順番は遅々としてすすまない。それを見計らってPenneは、公使の肩をポンと叩いて耳打ちした。一挙に表情がゆるむ公使を飛ばして、Penneは最後の私に演壇を指した。後方で小倉がカメラを向けている。

私が演壇に立つと、それまでざわついていた会場が静まりかえった。初めて聞く日本人の話す言葉に興味津々で、通訳嬢の声にみな耳を傾ける。

私は、「日本歯科大学の卒業生の中原 實は、70年前に6年間パリに滞在し、その間、第一次大戦のフランス軍軍医に志願し、ヴァル・ド・グラスの戦時病院で戦傷者の治療に当たった」と切りだした。

1924年（大正13年）に帰国後、中原 實は日本に初めて歯科医学の祖P. Fauchardを紹介した。また洋画家でもあった彼は、日本に初めてエコール・ド・パリのA. C. Modiglianiを紹介した。

通訳に移ったとき、私は幾度も眼鏡をずり上げた。気がつかなかったが、顔面の脂汗で太い鼈甲がずれ落ちるのだ。通訳嬢が巧みで20分余、会場は頷きながら聞き入っている。

おわりに、「中原 實は、現在94歳で健在です。かくいう私は、彼の息子です」と種を明かした。とたんに会場は、沸騰したように拍手と喝采にどよめいた（図3）。

そのあと、隣室のレセプション。Kellermannがワインを両手に駆けよってきて、涙をうかべて褒めちぎった。私は、私の人生で最高のセレモニーであり、2度とこのような華麗な舞台はないだろうと唸った。のちに、第18回日本歯科医学会総会や日本歯科大学創立100周年記念の式典があるが、パリのあの日に優る刻はない。

翌日、私たちは、エリゼ宮に招かれた。この大統領官邸に大統領顧問の執務室がある。芝生の小庭をもうけたモダンな佇まいだ。Rogerが高揚を抑えきれず、「あなたがいなければ、私たちはここに入れなかった！」と繰りかえした。彼らにも、よっぽどの体験だったらしい。庭先に置かれた小さなサンドイッチをつまみながら、私は、笑みもみせない強持てのPenneは、Nadineの絶好の後見人なのだと腑におちた。

昭和60年（1985）10月4日の夕方、パリ帰国から2週間後、私は新潟駅の階段を下りていた。階段下の売店の店頭にズラリと横重ねに並んだ新潟

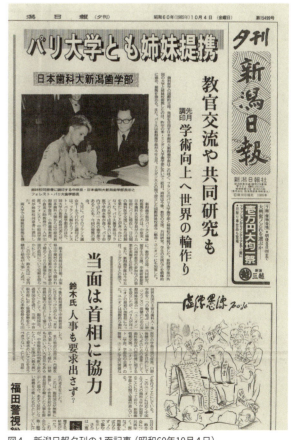

図4　新潟日報夕刊の1面記事（昭和60年10月4日）

日報の夕刊が見えた。その1面トップに「パリ大学とも姉妹校提携」と大見出し、脇にNadineとの調印写真が飾っていた。思わず目が眩んで階段を踏み外しかけた。パリから帰国して2週間後の、地元紙の報道であった（図4）。

パリ第3訪問

1987年（昭和62年）10月17日、私と小倉はロンドンへいく途中、パリ第7大学へ立ちよった。大学本部の広い長い廊下の奥に学長室はあった。Nadineがにこやかに迎えてくれた。私たちは、彼女の第7大学学長就任の表敬に再訪したのだ。

すでにNadineは、昨年5月に新潟でひらいた第1回国際歯学研修会に来日していた。ミシガン大学のR. L. Christiansen歯学部長、華西医科大学の王 大章口腔医学部長、ベルン大学のB. Ingerval歯学部長、H. Graf次期歯学部長の姉妹校のDeanが勢揃いした。彼らは、いずれも講堂にあふれた425名の多勢に賛嘆していた。だからNadineは、すっかり日本贔屓になっていた。私たちは、しばし彼女の来日談に花を咲かせた。

そのあと、K&G夫妻とGaranciereへ寄った。今回も、第13回大会の開催中であった。そのパンフレットの表紙に、若いブルーネットの美人が笑っている。聞けば、Nadineの次女の女優であるという。私と小倉は、顔を見合わせて溜息した。日本ではありえない……（図5）。

夕宴は、有名なレストラン「Lasserre」に招かれた。新進女優のMarilyn（マリリン）も一緒だった。写真でみるより、はるかに美貌であった。「近いうちに東京に撮影に行くんですよ」と如才ない。Nadineは、愛おしい母情をみせて優しく微笑んでいる。

話題は、一頻りまだ短い学長職の日々が語られる。日仏会館のVandermeersch館長が、「次は、厚生大臣になられるんですよ」と、真顔で披露する。Nadineは「政治には興味ないんですよ」とやんわり憚りながら、満更でもない表情だった。厚生大臣になったら、今度は、エリゼ宮に表敬訪問しないとならないなあ……（図6）。

帰りの道すがら、私は後見人Penneの顔を思い浮かべながら、小倉に「Nadineは、パリ大学の女帝だねえ」と話しかけた。彼は一瞬息を止めて、「そうですねえ」と頷いた。

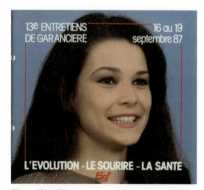

図5　第13回Garanciere学会のパンフレット

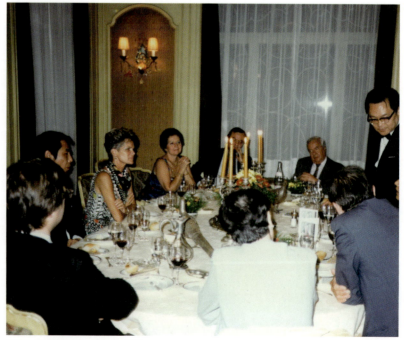

図6　パリのレストランでの夕宴

姉妹校——華西医科大学
中国最古の四川医学院

上海から成都へ　華西医科大学

　早朝、ホテルの窓をあけると、眼下に広い街路が一直線に延びて、はるか遠方が霞んでいた。路の両側を自転車の列が、郊外から途切れなく延々と列なる。「あー中国だぁ」と、私は感嘆した。1985年（昭和60年）12月3日、上海の外国人専用のホテルである。開業したての新築だが、手抜きが目立つビルだった。

　私たち一行4人は、その日、上海第二医科大学を訪問した。同大学手配の公用車で、市内の目抜き通りを走った。のちに"上海銀座"とよばれる街並みは、日本の田舎の駅前通りのように侘しい。車も信号も少なく、公用車はクラクションを鳴らして、あふれる雑踏をかきわけて進んだ。

　同大学の通訳の陶　粟嫻が、心細い私たちの唯一の頼りだった。上海外国語学校をでた彼女は、来日経験もないのに、正統な日本語を流暢に話した（のちに、彼女は客員講師として本学に留学する）。

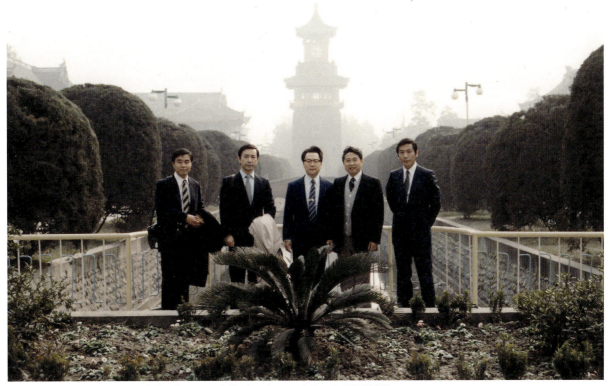

華西医科大学構内にある歴史的な鐘楼を背にして、本学一行と右から2人目に王口腔医学部長

当時、日中国交回復して十数年、文化大革命の余燼（よじん）のくすぶる時期であった。外国人の姿は少なく、外国人用紙幣が使われていた。私たちは、得体の知れない不安と緊張を強いられた。

ようように辿りついた上海国内空港は、文字通りごった返していた。飛行機の自席に身をゆだねたとき、座席の背の一部がガタンとずれ落ちた。私は、身を縮めて神に祈る気分だった。あとで聞けば、イタリア製の中古機という。

機内は満席だったが、乗客の中国人たちは神妙であった。新調の制服をきた若いスチュワーデスは、ハイクラスの公務員である。彼女らは、記念の小物入れを通路から座席の乗客に次々に投げ渡した。私たちには手渡してくれたが、サービスという習慣はないらしい。

空港を飛びたってから、幾度も窓外を眺めたが、茫漠（ぼうばく）たる薄闇がつづいていた。3時間余り、ようやく四川省の成都空港の仄（ほの）かな明かりがみえた。私は、中国という広大な未開の大陸を実感した。

とっぷり暮れて、薄暗い空港。乗客の荷物が、飛行機の胴体から大きな荷台に乱暴に投げ下ろされる。興奮した乗客が争って、その積み重なった山に殺到し、四方から這いのぼって目当ての荷物を鷲掴（わしづか）む。その勢いに、金髪のお嬢さんが怯（おび）えて、私に涙ながらに一人旅の身を訴える。終戦後の買出し列車の記憶があったので、私ははなれて騒ぎがおさまるのを待った。

そのとき喧騒（けんそう）のなかに、「ドクター・ナカハラ、ドクター・ナカハラ！」と叫ぶ声が聞こえた。乗客の群れをかきわけて、丸首シャツにジャケット姿の旺盛な中国紳士が、私の名前を書いた白い紙を頭上に振りながら走りよってきた。——彼、華西医科大学の王 大章口腔医学部長だった。

華西医科大学口腔医学院

空港からポプラ並木が、薄暮の道を果てしなくつづく。気は張りつめているものの、どこか懐かしい感慨をおぼえる。

まもなく、大きな橋の袂（たもと）に建つ格式ある洋風の錦江飯店ホテルに着く。当時は、外国人専用のホテルであった。あとで川の対岸は、華西医科大学のキャンパスと知る。

すぐに、一階のレストランに案内された。空腹の私たちの一人が、日本の調子でビールを注文した。王口腔医学部長は、あわててボーイに指示した。彼は立ったまま、ソワソワしていて落着かない。ビールがきたので、「ご一緒に」と誘うと、滅相もないと片手を振って早々に出ていった。このホテルは、中国人の入館は禁じられているらしい。

疲れきった私たちは、中国の青島ビールで乾杯した。とにかく無事、文化大革命10年後の成都に辿りついたと祝った。ビールは、まるでぬるかった。ビールを冷やす習慣はないらしい。

翌日、私たちのために旧式の公用車二台がまわされた。口腔医学院（歯学部）には、玄関一面に彩色した手書きの歓迎パネルが飾られていた。口腔医学院の幹部はみな年配者で、人民服をきた教授もいる。小林義典教授が持参したハノー咬合器に、目を輝かせて取り巻いた。

そのあと、豪奢（ごうしゃ）な中華建築の大学本館、一階の広い学長室。曹 澤毅学長、王 大章口腔医学部長と私が、姉妹校の調印書にサインを交わした。産婦人科医という曹学長は、ジャンパー姿で気さく

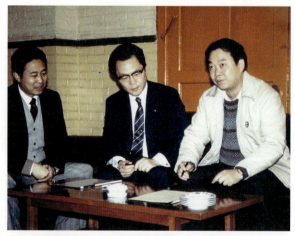

図1　姉妹校調印式、左は王口腔医学部長、右は曹学長、ふたりは同級生

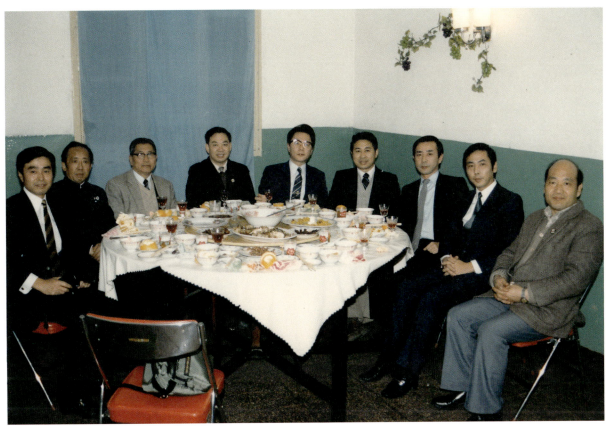

図2　学内での歓迎夕食会。中央の中原の左は曹学長、右に王口腔医学部長。
左端に本学の教授古屋英毅、右端から3人目に教授小林義典、2人目に助教授小倉英夫

ににこやかに笑いをふりまく。ギョロ目の、まるで三国志の関羽のような風貌。調印後、彼は玄関においた自転車に乗って、飄々と漕ぎ去った（図1）。

夕刻、口腔医学院の会議室で歓迎夕食会。アルコール類はなく、温めたオレンジ・ジュースで乾杯した。王口腔医学部長が嬉々として、幾度もカップを合わせて座を盛りあげる（図2）。

「カンペイ！　カンペイ！」

四川大学華西口腔医学院

私は、2000年（平成12年）10月に成都を再訪した。空港からつづいたポプラ並木は、切り払われて高速道路に変貌していた。私、古屋英毅教授、小倉英夫教授は、華西医科大学創立90周年記念式典に招待された。その間に、私の名誉教授の称号授与式が組まれていた。長身のスマートな張肇達学長が、私を公用車の助手席に乗せて、自ら運転して式場へ案内した。欧米流の洗練された歓待ぶりに感じ入った。

15年前に姉妹校の調印をした曹　澤毅学長は、その後、厚生副大臣に栄進して北京に赴任した。ところが天安門事件が勃発し、じきに失脚した。のちに、中日医学協会会長として来日し、久しぶりに再会を喜びあった。産婦人科医の彼は失脚中、北京郊外の病院の巡回手術をして糊口をしのいだ、という。

今回、口腔医学部長は15年余り勤めた王　大章教授から、若い女性の周　学東教授に代わっていた。中国では、学長や学部長になるのは共産党員に限られる。党員は現在8,260万人だから、13億人の僅か6％程という超々エリートである。くわえて、華西医科大学では代々、口腔医学部長は卒業成績トップが就く。周　学東口腔医学部長は、30歳の俊英で元紅衛兵と仄聞した（図3）。

式典の合間に、私は張学長から名誉教授の学位記を授与された。当時、中国にも大学統合の嵐が吹き荒れ、抵抗空しく華西医科大学は、四川大学

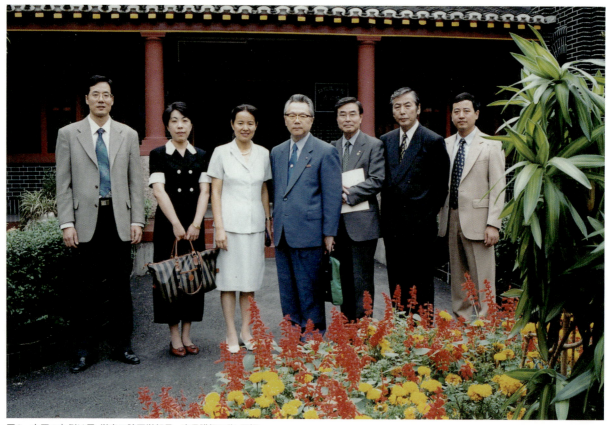
図3 中原の左側は周 学東口腔医学部長、客員講師の陶 粟嫻、
右側は教授古屋英毅、教授小倉英夫

に合併吸収されると決まっていた。辛うじて四川大学華西口腔医学院の学部名が認められ、伝統ある華西の名称が残された。私は、「貴方は、華西医科大学最後の名誉教授です」と口々に祝福された（図4）。

　ところで、私が1985年に初めて成都を訪れた折、朝方、ホテル周辺を散歩した。華西の公用車が右折する所を左へ曲がると、大通りの向う正面に大きな横看板『打倒侵略帝国日本』が目に飛びこんできた。一瞬立ち竦（すく）んだが、公用車は私たちの目に触れないように回り道していたと知った。私は、そのときの王先生の配慮を今も忘れない。それから今日まで34年間、彼らと私たちの親交は途絶えることはない。

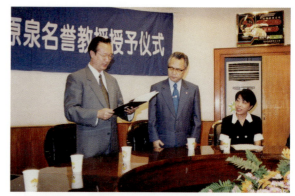
図4 張学長より名誉教授の学位記をうける中原、
右は本学の陶 粟嫻客員講師

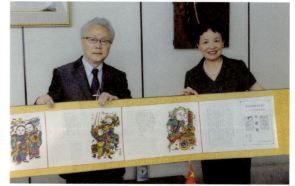
2013年（平成25年）6月、本学を訪れた周 学東口腔医学部長から
記念画幅を贈られる

姉妹校──マヒドン大学歯学部
タイ国王から名誉博士号

　タイでの一枚の写真といえば、バンコクの姉妹校マヒドン大学における私の名誉博士号の授与式である（図1）。

　1996年（平成8年）7月4日、私たちは午前中に同大学の大講堂に集められた。同じく博士号をうける他学部の数名と一緒に、壇上で学位記授与の予行演習をした。それは、授与する人がプミポン国王であったからだ。

　タイでは、大学卒業者たちに卒業証書を授けるのは国王である。国王のスケジュール次第なので、卒業式は全国各地で一年にわたって挙行される。国王から直々に卒業証書をいただくのが、タイのエリートたちの人生最良の日であった。

　国王は壇上の玉座に座し、その脇に国王まで順に証書を渡す係が3名並ぶ。壇上の端に組んだ台上に、三人のカメラマンが構えている。国王は身じろぎもせずに、次々と卒業生に証書を手渡す。片手を僅かに動かすだけである。その瞬間、固定したカメラのシャッターが切られる。その写真は、卒業生たちの一生の宝となる。この日、国王はナント2,000名に手渡すという。

　私を推薦したSomsak Chuckpaiwong（ソム

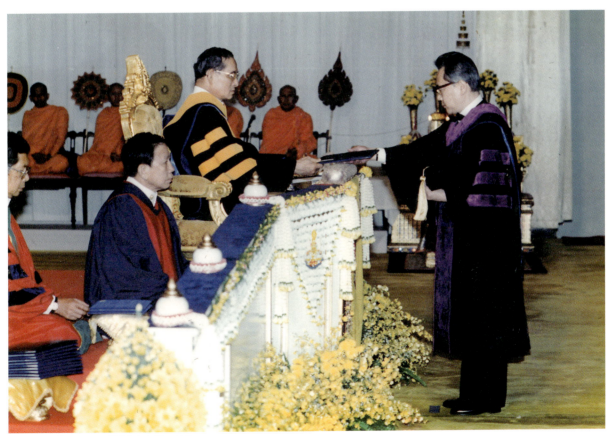

図1　プミポン国王より学位記をうける中原

サック・ザックパィウォン）歯学部長（のち文部副大臣）たちから、「あなたはラッキー！」と口々に言われた。高齢のため国王が卒業証書を授与するのはこの年限りなので、私は、国王から学位記をうける最後の一人になるというのだ。噂どおり、プミポン国王は国民的人気のある御方と知った。

歯学部のカラーである紫色のガウンを着せられて、ぎこちない私。大の仲好しの副歯学部長 Wanna Suchato（ワンナ・スシャトウ）が、優しく私の曲ったネクタイを直してくれた。

それから私たちは、出入を禁止された会場内に2時間余り待たされる。色違いのガウン姿のアメリカ人の夫妻が、不貞腐れて長椅子に長々と寝そべってしまった。私と小倉教授は、キチンと座って開式を待った。

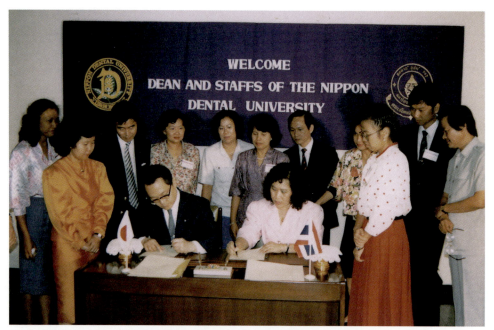
1988年（昭和63年）6月、マヒドン大学教授の見守るなかで、姉妹校調印式。教授の8割は女性という

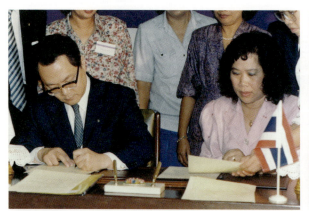
姉妹校調印のサインをする Nisa Chearapongse（ニザ・チェアラポンセ）歯学部長と中原

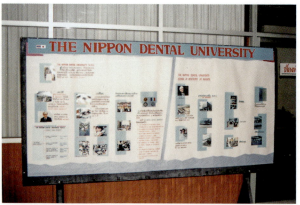
歯学部玄関には、本学一行を歓迎する英文のボードが立つ

ニューイャーズ・パーティ

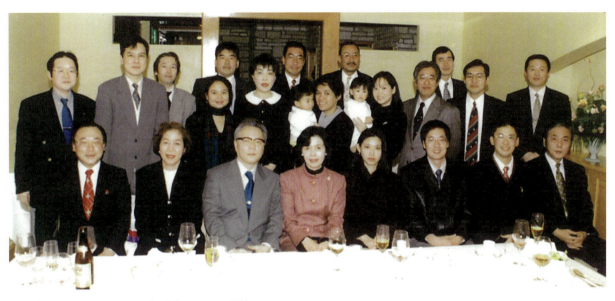

図1　中国、タイ、フィリピン、日本の新年パーティの総勢

　昭和の末期、21世紀を目前にして、わが国にはグローバル化の津波が押しよせていた。第三の黒船とさえ称され、外国との国際的な交流が求められ、グローバル・スタンダードが性急に拙速に重んじられた。

　その時代の潮流に乗って、私どもは、昭和59年（1984）にミシガン大学との姉妹校提携を皮切りに、次々に欧州、アジア、中東の歯学部に友好と研学の輪をひろげていった。顧みれば、それは丁度、わが国のバブル景気が始まった昭和60年と軌を一にしていた。私は、姉妹校活動は、自国の国力を追い風にしていると感じていた。

　平成11年（1999）1月9日正午、新潟歯学部に留学している外国人を招いて、初めてニューイャーズ・パーティを催した。古町の小さなフランス料理店「レスカール」に、総勢20数名が集まった。ネームカードが並ぶテーブルを囲んで、中国の陶 粟嫺（とう ようじゅん）客員講師、タイのC・ソムチャイ留学生、フィリピンのG・ゲルバシオ客員教授等3カ国の10名。

　本学の中原 泉（歯学部長）、小倉英夫（理工学）、加藤喜郎（保存学）、関本恒夫（児歯学）、宮川行男（理工学）、又賀 泉（口外学）、渡邉文彦（補綴学）、影山幾男（解剖学）の8教授等である（図1）。

　私が乾杯の発声をしたあと、外国人が英語で自己紹介し、和やかに賑やかに談笑がつづいた。私の妻優子がテーブルをまわって、外国人方に新年のプレゼントを贈った（図2）。

　午後2時、惜しみながら散会した。火照った顔に降りはじめた吹雪が舞った。

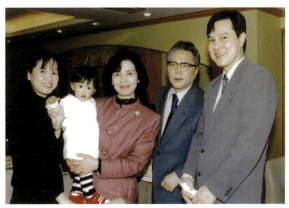

図2　タイのソムチャイ親子と中原夫妻

24年『IUSOH』レター20号

本学は1984年（昭和59年）9月に、ミシガン大学と姉妹校の提携をした。実は、私は1校対1校の繋がりでは不満だった。そこでR. L. Christiansen歯学部長に、姉妹校を縦軸とし横軸を結ぶユニオンを結成したい、と提案した。国際派の彼Dickは、この発想に賛同し、「International Union of Schools of Oral Health・IUSOH」と名づけた。当時、まだ日本ではOral Healthという概念は馴染みがなかったが、Dickの先見性を感じた。

IUSOHは、(1)加盟校の情報交換、(2)加盟校のサミットの開催、(3)加盟校による国際学会の開催、(4)教育・研究の共同プログラムの交換を目的とした。私は、この活動にユニオンのニューズ・レターを加えた。

私と新潟歯学部助教授の小倉英夫は、この姉妹校提携とIUSOH加盟を携えて、各国各校のトップ校を巡った。いずれのDeanもIUSOHに興味をいだき、期せずして魅力ある加盟校と交流できると、喜んで提携し加盟した。

IUSOHニューズ・レターのスポンサーは本学とし、セクレタリーに小倉が就いた。第1号は1987年（昭和62年）12月に発刊し、加盟校に100部ずつ送付した。たかだかA4判の8ページであったが、加盟校8校からの寄稿には、各国の歯科事情、各校の歯科事情等が率直に綴られていた（図）。

本レターは、年1回12月に、新しい加盟校を次々に加えて各種のイベントや人物紹介、学生・研究者の交換、研究の抄録などさまざまな情報が、多彩に多色に誌面をにぎわした。

本レターを通して各校が加盟校の実情を知り、Deanや研究者が直接コンタクトし、ユニオン加

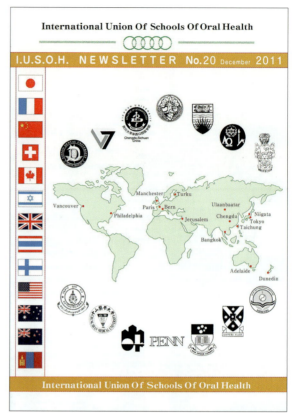

図 『IUSOH』ニューズ・レター第20号の表紙

盟校の繋がりが、縦軸から横軸へ網の目状にひろがっていった。

加盟校のDeanたちは、セクレタリーHideoに信頼をよせ、加盟校の寄稿は14校になり、レターは50ページをこえた。

小倉のあと2010年の第19号から、新潟生命歯学部教授の影山幾男がセクレタリーを継いだ。

すでに、時代はインターネットが主流になっていた。とりわけ、逸早く海外情報から活字の紙媒体は消えていった。本レターも、その潮流に逆らえず、2011年（平成23年）12月発刊の第20号をもって終刊した。24年間に20号の刊行であったが、私は、国際化に対応できたと自賛した。

影山は、終刊号の最終ページに、9カ月前に発生した東日本大震災への支援・協力を求めて、ニューズ・レターを閉じた。

最高の口腔外科医 ── 加藤譲治教授

　加藤譲治は、昭和49年（1974）3月、群馬大学から新潟歯学部の口腔外科学教室第二講座の教授として着任した。第一講座は西村恒一教授が主宰して、新潟歯学部開校の昭和47年にスタートしていた。加藤は本学49回卒、エネルギッシュな38歳の巨漢だった。彼の医局は、まだ彼一人である。

　まず加藤は、県市内の病院を巡り、外科や耳鼻咽喉科に一々名刺を置いてまわった。彼は何をやっているんだ？　と、皆いぶかしがった。名刺配りが終わる頃には、ポツポツと表敬した病院から本学口腔外科へ紹介患者がきた。また、幾つか

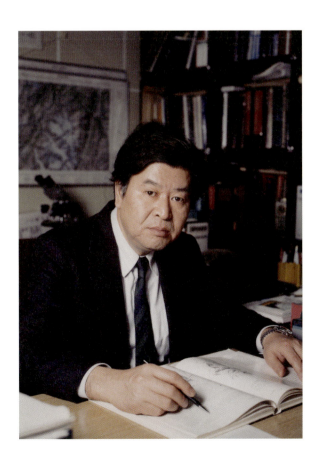

の表敬病院から、加藤に手術依頼のお呼びがかかった。

　新潟県立がんセンターでは、院内の医師たちが彼の初手術を見学にきた。見学室のガラス越しに、お手並み拝見というわけだ。近くの信楽園病院から、患者の舌出血が止まらないと救急要請をうけ、駈けつけて、いとも容易（たやす）く止血してみせた。

　彼の行動は、他院の手術要請に応じるだけではなかった。他院での手術が10例あれば、2、3例は本学口腔外科へ転院させた。実は、患者の誘致が狙いだったのだ。

　次の加藤の目標は、信頼をえた病院の口腔外科に、医局員を医長として送り込むことだった。10年足らずして、市内外の主な関連病院の口腔外科は、本学で占められた。

　加藤は大きな手術の前日には、（口腔の解剖は熟知しているのに）決まって顎顔面口腔の解剖図譜をなぞった。彼はがんセンターの耳鼻咽喉科医と組んで、頸部廓清（けいぶかくせい）した舌・口腔底の粘膜面・下顎骨の切除面のバックリあいた手術創面に、前額部の皮膚を剥離した大型有茎皮弁を、口腔外の頬骨弓（きょうこつきゅう）上縁の切開部位から挿入し、口腔内へ皮弁を誘導して、大きな欠損部全体を補塡し再建する同時再建手術に先駆した。

　私は、7時間半におよぶ拡大根治手術に衝撃をうけた。患者の額の皮膚弁を頬骨弓切開部から口腔内へ導入する移植手術法は、まさに奇想天外であった。執刀医のどちらが医師か歯科医師か区別がつかないほど、手術は力まず手際よく進められた。これが歯医者のやるオペなのか、と私の口腔外科医観が一変した。──最高の口腔外科医に出会っ

たと察した。

　私は昭和56年（1981）に、口腔外科という医歯のGrenzgebiet問題を提起した『現代医歯診療圏─Grenzgebietの構図─』を著わした。そこに登場する口腔外科医は、加藤がモデルであった。私と加藤は、互いに啓発され共鳴し共に高めあった。

　一方、彼は、学生部長、教務部長、病院長、歯学部長、法人理事等の要職を歴任した。医科病院の開院、新潟専門学校の開校、新潟短期大学の開校、華西医科大学口腔外科との連携、大学院新潟歯学研究科の開設等々、新潟歯学部の創設期をブルドーザーのように牽引した。

　その頂点にあって加藤は、平成7年（1995）3月17日、肝臓がんのため58歳11カ月で逝去した。その朝、私は医科病院の加藤病室内に立ち竦んだ。昼、東京の年度末教授会の最中、新潟からの訃報を聞いた。在職20年、全身麻酔下での執刀手術は2,500件、その30％が悪性腫瘍であった。

　私は、"譲治さん"と呼んだ余人に代えがたい人を失った。

過去形の疾患——NOMA（水癌）

　平成4年（1992）3月、横浜の学会の折、須賀昭一（歯学部病理学教授）と私は、地元の三田昭太郎に夕食を誘われた。両氏は、本学37回卒の同期である。横浜港大桟橋に横付された船上レストラン「ロイヤルウイング」で、海鮮馳走を堪能した。

　帰り際、三田氏が私に封筒を手渡すと、「ノーマ、水癌ですよ」と意味ありげに微笑んだ。差しあげますと言われて、帰りの新幹線の車中、封筒内には古い写真が束ねてあった。それを手繰りながら、鳥肌がたった……白黒の凄惨な症例写真11葉であった。以前、身の毛もよだつ天然痘患者の写真を見たことがあったが、それに引けを取らない。

　同封されたタイプの病歴記録を読みながら、三田先生はなぜ私に寄越したのだろう、と自問していた。その記録によれば、「男24歳が昭和21年の年末に横浜市内の路上で、進駐軍の米兵とのチョコレート売買の疑いで、MPに左顔面を殴打されて警察署に留置された。

　1週間たっても同部の疼痛と軽い腫脹が治らず、市内の村上病院の歯科に入院した。5日目頃より頬粘膜に潰瘍が発現し、外科に転科、壊疽性口内炎（水癌）と診断された。口腔内潰瘍部にリバノールガーゼタンポンを挿入していたが、3〜4日後に潰瘍は皮膚近くまで達し、皮膚は紫色から黒色を呈し壊疽状態になった。悪臭が強くて、同室の患者が逃げだした」（図1）。

　私はためらわず、新潟歯学部口腔外科学教授の加藤譲治を頼った。彼は写真を握ったまま、ウーンと呻いて黙りこんだ。NOMA（水癌）とは、主に小児の口腔粘膜に現れる進行性の壊疽性口内炎の一臨床型と定義され、死亡率は70〜95％に及ぶ。暫くして私は、「口腔外科学会雑誌ですねえ」と加藤を促した。

　「患者家族が入手した油性ペニシリン（単位不明）3本の筋注をするも治癒せず、皮膚側より10％カルボナール10ccの局所注射を2回打つ。その後、局所は壊疽に陥り、腐骨分離がみられ、摘出手術を行う。皮膚側より口腔内の顎骨、歯、舌が露出する」。遂には、頬の筋肉が円形に脱落してしまう（図2）。

　さっそく加藤は、「終戦後のNOMA（水癌）の一症例」と題し、症例報告を同誌編集部に持ちこんだ。古い疾患ですねえと一蹴されたと、彼は肩をすくめて苦笑した。たしかに、昭和30年（1955）

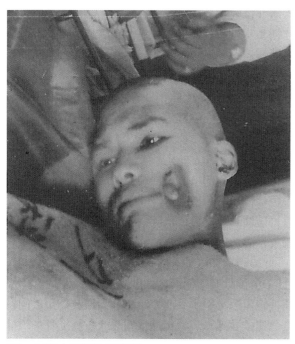

図1　水癌の左側頬部の壊疽症状

以降は水癌は激減し、54年(1979)までの25年間に報告例は8件にとどまっていた。

抗生物質や予防接種の普及により、疾病の重篤な典型的な症例は見られなくなった。有りがたいことに、病状の途中で進展が止まって治癒してしまうのだ。だから今では、医者は病名は知っていても、その典型症例は見たことがないという疾患は少なくない。けれども、過去形の疾患であるからこそ、極力、疾患の典型症例を残し、こういう無惨な疾患があったことを、後人に伝えていかなければならない。

加藤は諦めきれず、未完成の原稿を机の角に置いて、日々、横目で睨んでいた。その彼が、平成7年(1995)3月にガンのため58歳で死去した。彼もまた、二度と見られない掌中の症例の誌上発表を切望していた。私は、三田―加藤に願いを託されたと銘じた。それから四苦八苦しながら、NOMAが全盛から衰微して消散する史実をまとめた。

9カ月後の平成7年12月、私は加藤譲治と共著の『NOMA(水癌)盛衰史』を、日本歯科医史学会々誌に掲載した。発表を見届けた三田昭太郎は、平成13年4月に74歳で亡くなった(同誌には写真11葉すべてを載せたが、本誌には典型例に及ばない1葉にとどめた)。

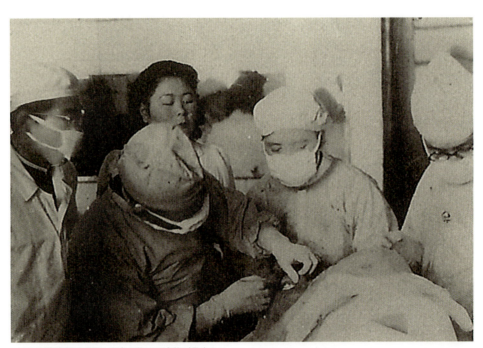

図2　水癌患者の手術。術者の後ろで家族が見守る

Vesaliusの邦訳本『人体構造論抄』の筆禍

Epitomeの邦訳

　近代解剖学の祖といわれる16世紀のパイオニアAndreas Vesaliusは、1543年の夏に『De Humani Corporis Fabrica Libri Septem（人体の構造に関する7章の書）』を上梓した。大判フォリオで、300枚の木版による解剖図をふくむ、690ページにおよぶラテン語の大著である。この書は、初めて人体の構造を科学的かつ系統的に体系づけた解剖学の原典といわれる。通称、『Fabrica』（構造）とよばれる。

　彼は、『Fabrica』に並行して、その予告版とも要約版とも付録ともいわれる別著の編纂をすすめた。『Fabrica』に先行して同年6月、『De Humani Corporis Fabrica Librorum Epitome（人体の構造に関する梗概の書）』を上梓した。大判フォリオの木版解剖図11枚をふくむ、25ページのラテン語の小著である。通称、『Epitome』（梗概）とよばれる。

　『Fabrica』は、小川鼎三が昭和51年（1976）に、㈱講談社から限定485部の原本の復刻版を出した。東京大学医学部教授の彼は、わが国の医学史の先駆者で、順天堂大学医学部に初の医学史研究室を興して、初代教授として埋もれた医学史研究を先導した。

　『Epitome』はドイツ語、オランダ語、フランス語、英語に翻訳されていたが、未だ日本語訳はなかった。私は、本学医の博物館に所蔵する『Epitome』の復刻版を閲覧しながら、『Fabrica』の邦訳は至難としても、『Epitome』の邦訳がないことに不満を覚えた。私の学生時代には、ラテン語の講義があり、教会の日本人神父に教えられた。解剖用語はラテン語が用いられたので、解剖学者はラテン語に堪能であった。だから私には、ラテン語は決して異次元の言語ではなかった。

　私は人伝てに、ラテン語の言語学者に『Epitome』の復刻版を通覧してもらった。ベルギーのブリュッセル生まれのVesaliusは、北イタリアのパドヴァ大学の教授時代に両書を著した。16世紀中頃のラテン語に、ギリシャ、アラビア、ヘブライの言語が混在した難解な文体・文章であるという。この厄介な古語を訳解できるのは、「5、6人しかいませんよ」と言語学者に釘をさされた。

　平成4年（1992）8月、私はようようその五指の一人を探しあてた。早稲田大学文学部の非常勤講師の兼利琢也──専攻は哲学、ラテン語・古典ギリシャ語の言語学で、早稲田大学卒業の35歳、最盛期の研究者であった。

　私は、8月中旬に早稲田大学のキャンパス敷地内のリーガロイヤルホテル（旧）のラウンジで彼に会った。Epitome翻訳の意義と意図を得々と説明したが、兼利は初手から医学は専門外だからと固辞する。それでも、この稀有な古書の解読に挑みたい、という学究心を隠忍できないでいる。私は彼の逡巡を察し、コピーの一部を試訳するよう勧めた。無理強いであったが、持参した医学用語辞典と解剖用語集を渡した。彼は、手元に『ラテン医薬辞典』や『羅和辞典』を抱えていた。私は、真っ当な研究者なら、この学問的試練のチャンスを逃すはずはないと信じた。

　1カ月ほど経った9月16日に兼利から、『Epitome』の第1章の訳文がフロッピィ・ディ

スクで送られてきた。400字詰で30枚ほどの練れた的確な文章であった。原文に則して訳出したとしつつ、図解や図と照合したが、現代とかなり異なる古い慣用の語法がみられるという。「それだけに興味津々でやり甲斐があります」と率直に記す。彼は、翻訳の諾否も忘れて、この古語の解読に取り組んでいたのだ。

兼利のいち早い没入が嬉しく心強く、私は、第1章の内容は分り易く面白い、と返書した。「医学関係者は医学の原点といえる書物を、日本語で読む機会に恵まれます」と。

さっそく私は、訳文の文体と文意を校閲し、邦文の表現に整えた。原文には改行がないので、読み易いように適宜改行した。あわせて、解剖用語をチェックして、現在と表現が異なるとみられる用語、前後の文脈に照らしても意味不明な用語、直訳がしにくく意訳した用語、同じ用語とみられるがスペルが異なる用語類を検索した。

さらに、原本では終わりにまとめてある11図のページを、該当する各章の始めに移して見易くした。したがって、本の構成は原本と異なる。

追いかけるように同月29日付の兼利便。過分なお褒めと謝したあと、もう30枚ほど訳したらお届けするという。さらに、週1日はすべて翻訳作業に費しており、来年3月までには全8章を終稿できるだろうと明言していた。彼の実直な着実な出稿に追われて、私は、赤エンピツを入れた訳稿の往復をくりかえした。要所要所で彼と、ホテルのラウンジで赤字原稿を逐一突き合わせた。

本文は、可及的に原文のラテン語に則して訳したが、それでも文中に記号を付けて説明を加えた個所は数知れない。たとえば、（　）内は原著者による補足的な説明、または訳者による用語の別訳、［　］内は訳者による注釈、「　」内は名詞など用語を特記した個所等である。

訳文が半分ほどになったところで、私は、本学歯学部解剖学教授の佐藤　亨に、解剖用語の校閲を依頼した。『Epitome』のコピーを見るや、彼はワァと雄叫びをあげた。否も応もなく、この未知の用語や未開の用語の解析にのめり込み、一語一語舐めるように入念に検閲していく。佐藤もまた、古医書の魔力に魅せられた一人だ。

平成5年(1993) 2月25日、兼利から第2章の全文が届いた。この章は、全6章のうちもっとも長い。「続けてなるべく早く残りの翻訳に努めます」と、誠実で責任感のある一言が追記されていた。

そして4月6日、兼利から「お約束より遅れましたが、残りの4章、読者への序、献呈の辞、の全文を終えました」と、厚い訳稿が送られてきた。遅れたといっても、約束よりわずか6日である。第1章から第6章までの本文は、400字詰で135枚になる。彼は、それを7カ月間で脱稿した。兼利は、「たいへん得がたい勉強の機会を与えてくださいました」と謝意を表した。私は、得がたい勉強は怖いもの知らずの私の方だった、と自戒した。

原書の書題は、「人体の構造に関する梗概の書」と訳されている。『Epitome』(梗概)は、抄本、抄録、抄訳とも訳せるが、小川鼎三の『人体構造論』に則して『人体構造論抄』とした。

加えて、副題として「ヴェサリウスのthe Epitome」を付けた。邦訳書のタイトルに英語のtheを冠したのは、欧米の識者の間では"the Epitome"といえば、この古書を指す共通語であったからだ。兼利は、「やはりないほうが美しく映ります」と賛成しなかった。文系らしい"美しく映る"という台詞に、私は迷いながらもtheの表記にこだわった。

当初から私は、訳本は兼利琢也との共訳を疑わなかった。けれども彼は、自分の立場上訳者に連なることを固辞した。やむなく、彼の名前は謝辞に記すにとどまった。

さて、この書物は医学書の原典であるから、医学出版社から刊行しなければならない。そこで、新潟歯学部教授の束理十三雄の口添えをえて、平成5年7月初旬に本郷の㈱南江堂へ訳稿を持ち込んだ。編集部では議論があったのだろうが、幸い

出版の応諾をえて、7月21日にフロッピイを届けた。

邦訳本に賛嘆の声

翌平成6年（1994）4月10日付で、南江堂より『人体構造論抄—ヴェサリウスのthe Epitome』は出版された。B5判、96ページの上製で、表紙にはVesaliusの肖像画を配した、地味だが滋味のある装丁だ。初版は、3,000部が刷られた（図1）。

南江堂は、「近代医学の原典450周年記念出版」と銘打って、一枚刷りのチラシを解剖学、医史学、歯科医史学の各方面に配布し、医学雑誌の『外科学』『胸部外科』『整形外科』の臨床雑誌に大々的に広告した（図2）。

思いがけず、2カ月後の6月10日には、2刷の500部が増刷された。南江堂の担当の酒井起彦は、2刷の知らせに「先生のご労力に対し、各界からその意義が高く評価され、担当した私達も願ってもないことと喜んでおります」と過褒な祝辞を記した。

彼は、朝日新聞の論説委員の武部俊一に依頼し、7月に『科学朝日』に書評が掲載された。武部は、ジャーナリストの視点から、自然科学と造形美術を時代背景にして、人体に鋭いメスを入れた原著者の情熱を伝える珠玉の一編であると評した。

同7月、大阪大学名誉教授・解剖学の藤田尚男が、『病態生理』に書評を載せた。彼は翻訳の一例をあげ、「この一文だけからでも、訳者の苦労が充分に察せられるが、当時の解剖書をありのままの姿で紹介しようとされていることに深く敬意を表したい」、さらに「この仕事が中原さんの熱意と努力によってなされたことは、医学の歴史を正しく理解する上でも大きな意義がある」とした。

さすがに医学史に造詣の深い藤田は、「本文を読むとき、16世紀の難解なラテン語を翻訳された訳者の意気と情熱がひしひしと感じられる。修飾語や形容詞が多く、またラテン、ギリシァ、アラブ由来の言語の混じった解剖名が散乱する文章

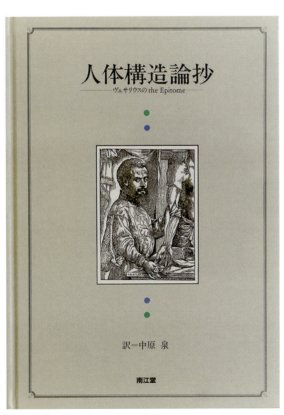

図1　邦訳本『人体構造論抄』の表紙

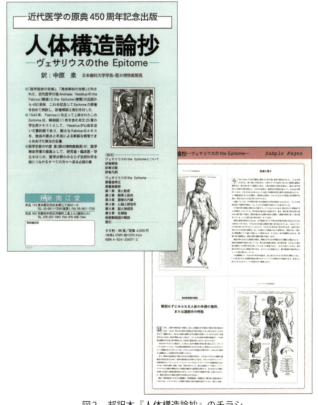

図2　邦訳本『人体構造論抄』のチラシ

を、原文に忠実に訳そうとされた努力の跡がにじみでている」と綴った。彼は、原文をラテン、ギリシア、アラブ由来の言語の散乱する文章、と喝破している。

翌8月に、長崎大学名誉教授・解剖学の鈴木良平が、『整形外科』の書評に記した。「この難解な古典の翻訳に成功されたことは、特筆すべきことである。訳者の親切な注釈で理解しやすくなっている。訳者の労を多とするとともに、一読をおすすめする次第である」。

同じ8月には、東京大学名誉教授で、昭和天皇の執刀医をつとめた森岡恭彦は、『外科』に「美麗で微細、正確な人体アトラスとともに、詳しい解剖学的記述の一端を読み、ルネサンス時代のこの偉大な解剖学者ヴェサリウスの姿を偲ぶことは、臨床医にとって決して無意味なことではないであろう」と特記した。

邦訳本に筆禍事件

平成8年(1996)1月15日、新潟大学医学部解剖学の親しい教授の藤田恒夫が、たいそう険しい表情でみえた。彼は、東京大学医学部のあの口腔解剖学教授の藤田恒太郎の子息で、東大教授の椅子を蹴ったという気骨の人である。順天堂大学医学部の教授の酒井シヅが、『人体構造論抄』に激怒しているという。

酒井は、三重県立大学医学部を卒業し、小川鼎三のあと順天堂大学医学部医史研究室の2代目教授となり、マスコミに持て囃され、医史学の第一人者と目されていた。歯学部の中原如きが『Epitome』の粗雑な訳本をだしたと、医史学雑誌上にヒステリックに論難していると伝え聞いた。

私は、酒井シヅとは面識があった。医の博物館の開館から数年後、厚生省局長の肝入りで、医療関連の博物館等施設の関係者との懇談会によばれた。国立もしくは法人の医学博物館を設立するプランが、持ちあがっていたのだ。そこで、既存の博物館等の現状と意見を聴取するという。その委員の一人が酒井だった。

「医の博物館ですかぁ……」と白けた表情だ。歯学部で医学博物館というのが、癇にさわったのだろう。私は、「医学博物館では固すぎるので、医の……としました」と説明した。当時は、「医の……」という言い方は馴染みうすかった。酒井は、私の持参した数冊の雑誌に載った記事と写真をみて、驚いたように「これが、あなたの博物館ですか？」と念を押した。

それだけの遣り取りだった、と記憶する。それから半年ほどして、厚生省の先導役だった局長が急逝して、医学博物館は頓挫したと仄聞した。

藤田恒夫は、酒井は『Epitome』の翻訳の計画を立てていたらしい、と口を濁す。私はそれを知らなかったので、そうですか……と腑に落ちた。同じプランを企図しながら、たまたま私の方が先行した。私が出し抜いたわけではないのだから、後れをとったというセクショナリズムの感情論は、私には関わりないことだった。これが、学問研究のペナント・レースというものではないか。

酒井の恩師の小川が、18年も前に『Fabrica』の復刻版をだしているのだから、愛弟子の『Epitome』邦訳版の着手は遅きに失する。『Epitome』に惚れこむような酔狂者はいないと、高を括っていたのだろう。

私は、東京の日本医史学会会員から論評の掲載誌のファックスを得た。『日本医史学雑誌』の平成6年12月号で、その紹介欄に「中原 泉訳『人体構造論抄──ヴェサリウスのthe Epitome』近藤 均」とあった。私の知らぬ名前で、当面の相手は酒井シヅではなかった。気負い立っていた私は、正直、拍子抜けした。

近藤 均は、順天堂大学医学部医史学研究室の非常勤講師で、専攻は科学史・科学基礎論である。東京大学文学部卒業の38歳、前年4月に同職に就いた。

書評といってよい同紹介欄に、忌憚なく批評さ

せて戴くと宣言し、2ページにわたって論説していた。はじめに、「なぜ副題に敢えて英語の定冠詞theを添えたのであろうか」と疑問を呈する。識者の尊崇をこめた共通語を知らぬ問いかけには、当方の張り合いが萎えてしまう。

次に、「率直にいって、本書には初歩的な誤訳が多い」と断言し、その例を闇雲にあげ連ねている。けれども医学史研究半年足らずの初学者には、到底、歯が立つ原文ではない。といって、ゴーストの代筆者の一文と指弾するのは、ひとかどの研究者に対し失礼極まりない。

おわりに近藤は「出版元は、医学書・ラテン語学書では定評のある、老舗の南江堂である。同社がなぜ、このような問題の多い本を出版したのか、評者は理解に苦しんでいる」と、出版社に八つ当たりしている。言うまでもなく、著述に関する責任は、あくまで著（訳）者に帰する。

平成7年（1995）2月14日、日本歯科医史学会会員の永田和弘（東京）より、丁重な、しかし義憤を抑えきれない書状が届いた。「今年の正月は実にいやな気分でした。例の書評の件です。労苦の末にねぎらいではなく、あのような反応では先生の心中推察するにつれ、やりきれない気持です」。

私は失意にはなかったが、彼のエールは幾度も読みかえした。文中、『日本医史学雑誌』に書評の書評を送ったとあった。その書評の「近藤 均氏〈紹介〉『ヴェサリウス著：人体構造論抄：中原訳』（本誌四〇巻第四号）に寄せて」は、『日本医史学雑誌』の平成7年9月号に、3ページにわたって掲載された。

「著書に対する書評はあっても、書評に対する書評というのはあまり聞いたことがない」と書き出し、「記事に関しては実に読後感の悪い悲しい気持ちになり、いたたまれずして筆をとらせて頂いた。同じ歴史に興味を持つものとして、この様な『事件』が誌面の片隅にせよ生じたことは残念である」。

「ヴェサリウスの翻訳に限らず古今の第一級古典はぜひ邦語訳が望まれるが、その翻訳は本来であれば上記の資格を備えた人のみがあたらねばならぬであろう。しかし、そのような条件を備えた人を待てば、適格者がいたとしても実に百年に一人の人材ではないか。"正論故に反論せず"とありたいところであるが、正論であるにも関わらず胸につかえるところがあるのは、この点の故であろう」。

「近藤氏の批判もあるが、それにもかかわらず、その点を補って余りある意義があるのではないか。挿し絵の紹介だけでもありがたいが、一六世紀の第一級の医学古典が読める形で、書店に電話注文で手に取ることができるのである」。

終わりに、近藤の的外れな嫌味を逆手にとって、「訳者も出版社も委縮しないで、これを機会に古典の紹介が相次いで欲しいものだ」と揶揄っている。思えば、南江堂は筆禍事件に関し、私には一切触れたことはない。

それから7年後、第103回日本医史学会・第30回日本歯科医史学会の合同学会が、平成14年（2002）の9月28・29日に日本歯科大学新潟歯学部において開催された。日本医史学会理事長は蒲原 宏、日本歯科医史学会理事長は谷津三雄、合同学会大会長は中原 泉、準備委員長は西巻明彦。

初日の昼食休憩の合間、出席者は三々五々医の博物館を見学した。その折、酒井シヅが私を呼びとめて、静かに「申し訳ありませんでした」と詫びた。彼女は、例の一件を悔やんでいた……。私はさり気なく、博物館はご覧になりましたか？と話を逸らした。あとは、しばし和やかに他愛なく談笑した。

ビドローの美術解剖アトラス

前後するのだが、私は『人体構造論抄』の出版に勇み立って、平成6年6月頃から、もう一冊のラテン語の古医書の翻訳に着目していた。

それはオランダのGovard Bidloo（ゴヴァルト・ビドロー）著の『Anatomia Humani Corporis,

Centum & Quinque Tabulis（105図の人体解剖学）』であった。

16世紀中頃のA. Vesaliusの『Fabrica』（1543年）から、142年後の1685年アムステルダムで出版された。『Fabrica』は木版画であったが、銅版技術を駆使した精巧で美麗な銅版画である。17世紀後半にだされた、最高かつ最大の解剖図譜といえる。

近代解剖学史上、『Fabrica』を美術解剖の先駆とすれば、『105図』は美術解剖の頂点とされる。Bidlooは自著の扉に、「優れた画家G. de Lairesseが迫真的に描いた105葉の絵によって図解され、古代人と近代人の発見によって説明され、多くの新しい事柄によって解明された解剖学書」と謳った。現代でも通用する同図譜が、世に埋もれて300年余を超える。

私は6月15日、『Epitome』の兼利琢也（早稲田大学講師）に図譜のラテン語注解を依頼した。2カ月後の8月6日、彼より105図の全訳が届いた。

すぐに私は、新潟歯学部解剖学教授の小林 寛に解剖用語の校閲を頼んだ。

私は、訳者解題としてBidlooと『105図』、『105図』とその後のBidloo、『105図』とCouper剽窃事件、『105図』と『解体新書』異聞と、原著者の人物像と出版の経緯、剽窃事件と『解体新書』に関して詳説した。推薦の辞には、新潟大学名誉教授の藤田恒夫の名文を頂いた。

翌平成7年（1995）1月13日、南江堂の出版第2部長の酒井赳彦に、写真撮影のため医の博物館所蔵の大判フォリオの原本を委ねた。

『Epitome』筆禍事件の醒めやらぬ、平成7年4月20日、中原 泉訳著『ビドロー解剖アトラス』と題して南江堂より出版された。A4判、142ページの上製で、初版は2,000部であった（図3,4）。

この医学書・歴史書・美術書の邦訳本2冊は、南江堂の貴重な出版物を納める「南江堂文庫」に収蔵された。

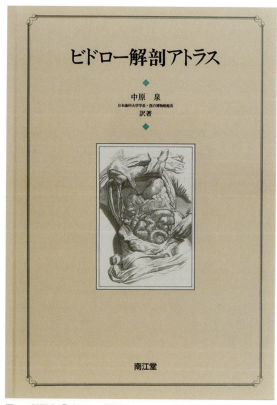

図3　邦訳本『ビドロー解剖アトラス』の表紙

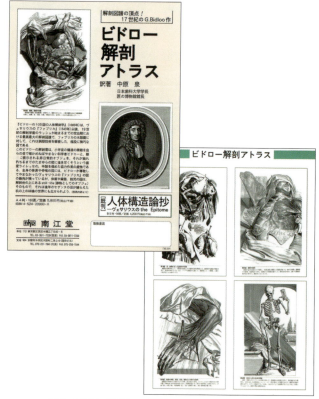

図4　邦訳本『ビドロー解剖アトラス』のチラシ

第Ⅲ章

私立歯科大学とは——4大危機を乗りこえて ……………………… 74
なぜ研究は難しいのか ……………………………………………… 78
原生アボリジニ研究の明暗 ………………………………………… 81
一石を投じた専門誌『歯科臨床研究』……………………………… 83
医の博物館　ハリー・ポッター校との攻防 ……………………… 85
白菊会第50回総会の壮観 …………………………………………… 88
藝大もでた中原リザ子教授 ………………………………………… 89
天性の国際人——小倉英夫教授 …………………………………… 92
マリ国でボランティア35年　村上一枝さん　2020年ノーベル平和賞候補 … 94
顧みられない現代病　NOMAは過去形の疾患ではない ………… 97
総会から学術大会への変貌　第24回日本歯科医学会学術大会 ………… 99

私立歯科大学とは
――4大危機を乗りこえて

　平成28年(2016)12月8日、私立歯科大学協会(井出吉信会長)の主催する第11回教務研修会。同協会の会長を7年余つとめた私は講師を依頼され、「私立歯科大学という大学」というテーマをいただいた。

　加盟17校の教務担当の教授・職員ら60余名が出席した。国立出身の教授も少なからずいた。第一席の私の最前列には、次演者の桜美林学園の佐藤東洋士理事長・学園長、次々演者の文部科学省高等教育局大学振興課の橋田　裕大学入試室長が座っていた。

　40分の講演中、会場は奇妙に鎮まりかえっていた。私が終わると、橋田氏は無表情でフイと席を立った。その横から佐藤氏が駆けよってきて、「先生の言う通りです！」と固い握手を求めた。

　その講演の全文は、次の通り。

東大支配のない歯科界

　はじめに、わが国の歯科大学・歯学部のもっとも大きな特色について申しあげます。それは有り体にいえば、東京大学に歯学部がないということです。医療系では、薬学は当初から東大医学部に薬学科がつくられ、現在では薬学部になっています。また獣医学は、東大農学部に獣医学科があります。

　国民の東大に対する見方には、絶対的なものがあります。医科歯科や阪大ではダメなのです。天下の東大でなければダメなんです。その東大に薬学や獣医学があって、なぜ歯学が置かれなかったのか？　それは一言でいえば、明治以来の国の歯科に対する軽視に尽きます。残念ながら、国は歯科医学と歯科医療に目を向けることがなかったのです。

　富国強兵を国是として、国は歯科医療など民間にやらせておけばよい、と放置したのです。東大に歯学部ができなかったことが、国の考えと姿勢を如実に証明しています。東大に歯学部がつくられていたら、歯科界は今とはだいぶ様相が変わっていたでしょう。幸か不幸か分りませんが、自然の成りゆきとして私立が、歯科医師養成と歯科医療の責任を担うことになったのです。その結果、今や歯科界は私立が75％を占め、東大閥のない希有(けう)な社会を構成しています。歯科大学・歯学部は、わが国で唯一東大支配のない世界なのです。

歯科界の第1の危機

　さて、歯科医師法という身分法が、医師法と共に公布されたのは、明治39年(1906)でした。この年を起点として、歯科界の110年を辿ります。翌明治40年には、全国の歯科医師の総数は913人でした。その半分は東京市内でした。その年の人口は4,700万人でしたから、歯科医師1人に5万2,000人でした。皆無といってよい惨憺(さんたん)たる状況でした。歯科界の第1の危機の時代と言ってよいでしょう。

　当時、制令に基づく医学校は全国に14校ありましたが、歯科医学校は0でした。歯科関係者は再三にわたり、国に官立歯科医学校の設立を請願しました。しかし、歯科は富国強兵に関わらずと、一顧だにされませんでした。請願者は「近き将来に於(おい)て到底其(そ)の実を挙ぐる望なきが如し」と慨嘆しました。実際に、国立歯科医学校が設立さ

れるのは、それから21年後の昭和3年(1928)でした。国立の2校目は、ナント49年後になるのです。

事態を憂えた開業医の有志が立ちあがり、明治期に4校、大正前期に2校の私立の歯科医学校が設立され、わが国の歯科医師養成の源流となりました。

歯科界の第2の危機

第2の危機は、第2次大戦後の昭和20年(1945)でした。GHQにより、2校の歯科医学専門学校が廃校となりました。残った私立5校、国立1校の計6校が、戦災で損壊をうけた校舎において、荒廃した戦後の歯科医療に対応したのです。歯科医師総数は、40年足らずで2万4,000人になっていました。人口7,200万人で対人口比は3,000人でしたが、実際の罹患者数は夥しい数にのぼっていました。昭和20年の同じ年、医科大学・医学部は国立19校・公立17校・私立13校の計49校ありました。歯科の8倍です。

歯科界の第3の危機

第3の危機は、昭和40年(1965)に歯科界を襲いました。皆保険等により患者さんが激増し、ウ蝕が洪水のようにあふれ、歯医者が足りないと叫ばれ社会問題となりました。総数3万5,000人、人口対比3,300人でしたが、実際には、患者さんは6,000人をはるかに超えていました。歯科大学・歯学部は、私立7校・国立2校・公立1校でしたが、私立のうち3校はまだ卒業生をだしていませんでしたので、実質は7校でした。

私は昭和40年卒ですので、実体験を語ります。私の同級生は3年後に川崎で開業しました。開業の朝、寝巻で歯ブラシをくわえたまま、新聞を取りに診療所のシャッターをガラガラとあけたら、患者さんの列が診療所をグルリと取り巻いていました。どこの開業医も患者さんは一日100余人が押しよせ、120～150人におよぶ所も少なくありませんでした。

事ここに至って国は大慌てで、昭和40年と42年に入学定員40名の国立歯学部5校を急造しましたが、焼石に水でした。当時、私立の入学定員は120名でしたが、昭和40年代前半には、1学年250～300名の学生を入学させました。私共の大学も1階のピロティを改造して大教室をつくり、私たちはマイクを張りあげて講義しました。このような2倍から2.5倍の定員増は、むろん国からの内々の要請がなければ、1大学で勝手にできることではありません。

歯学部の急増時代

この状況は5年間続きますが、さすがにこのまま続ける訳にいかず、次に国は、私立の伝統校に第2歯学部を増設してほしい、と内々に要請したのです。これに応えて、昭和45年から48年の4年間に、8校の私立が次々に新設されました。それでも足りないと、昭和51年(1976)に私立の定員120名校の7校が定員160名に、3校が同140名に増員しました。

この頃から、歯科医師過剰になると警鐘が乱打されましたが、昭和51年から54年まで国立4校、私立2校が新設され、総数は現在の29校になりました。ところが国立はさらに、昭和51年に定員40名校を80名に倍増し、52年に3校、53年に1校、54年に1校、56年に1校の計7校の定員増を断行しました。

その結果、国立の新設300名、増員220名の計520名が増加し、国公私立の総入学定員は最多の3,380名になったのです。この50年代前半の国立の場当り的なズサンなやり方が、今に禍根を残すことになったのです。これこそ、国の歯科医師養成に対する無為無策を露呈しています。

歯科界の第4の危機

この過剰を憂慮して、私立歯科大学協会17校は激論の末、昭和61年(1986)に入学定員を一律20％削減した数を募集人員とすることを取り決め、自主規制により実施しました。この削減は、

現在まで30年間誠実に実行されています。

ところが、平成18年（2006）8月になって、驚くべき椿事が起こりました。歯科界の第4の危機です。小坂憲次文部科学大臣と川崎二郎厚生労働大臣の連名による確認書と称する文書が、両大臣の退任間際にまことに唐突に出されたのです。それは「歯科医師については、以下のとおり。養成数の削減等に一層取り組む。(1)歯学部定員については、各大学に対して更に一層の定員減を要請する。(2)歯科医師国家試験の合格基準を引き上げる」、このたった3行の粗略な確認書とは、何なのか？と首を傾げてしまいました。

(1)の定員減ですが、監督官庁とはいえ、私立に定員減を強要・強制することは、私立の経営権を侵害することになり兼ねません。また(2)の合格者の恣意的な抑制は、法制上、資格試験である歯科医師国家試験の本来の趣旨に反するのではありませんか。厚労省は、国家試験は資格試験であると認めているのです。

歯科界の第5の危機？

今や高齢者や有病者の口腔ケア、口腔感染症と全身疾患の口腔リハビリテーション、50％に達する8020運動に伴う老人多歯の時代になりました。このような疾病構造の変化による業務の拡大、国家試験の抑制による参入歯科医師の減少、団塊の世代のリタイア等により、これから20年後には、ふたたび歯科医師過少の時代が到来するでしょう。この第5の危機に対応するのは、誰でありましょうか。

過去110年間にわたって、幾たびもの危機を乗りこえて、私ども私立の果してきた役割を正しく評価すべきであります。私どもは、今後も私立が主体となって、歯科界をリードしていく立場にあ

図　中原が会長をつとめた（社）日本私立歯科大学協会の『30周年記念誌』目次（2007年）

ることを自覚すべきです。

　終わりに、国をバックにして国立は、常に私立を上から目線でみます。国立のやることは常に正しい、私立は黙って従っていればよいと。私はそんな時、偉そうなことを言いなさんなと腹で笑っています。近年の診療参加型臨床実習、歯学教育ヒアリング、臨床実習終了時のOSCE、歯科教育認証評価問題等、みな国立に都合のよい国立本位の考えで、国立ペースで進められています。また私立叩きの姿勢が見え透いています。

　私立は国立に追随することも、国立の真似をする必要もありません。私立は国立の子分ではありません。あくまで私立の理念は自主自立ですから、芯にあるのは反骨精神であります。反骨精神を忘れた私立は、自滅するだけです。

【追　記】
　歯科医師国家試験の合格基準を引き上げよ、とする文科省と厚労省の両大臣による確認書は、平成18年8月に出された。

　その前年の第99回歯科医師国家試験の合格者総数の合格率は、80.8％であった。その翌年の第100回では74.2％で、6.6％も引き下がった。そのあと5年間は67～68％が続いて、それ以降は合格率は60％前後が常態となった。本年（令和3年度）の第115回は、58％まで落ち込んでいる。

　恣意的に合格率を抑制した結果、本来合格すべき受験者が不合格となった。今年は総受験者3,198名のうち、1,229名の約1/3が不合格となった。私どもは、決して受験者の学力レベルが劣っているとは思わない。

　けれども巷間、合格率の著しい低さから、国立をふくめて歯学部学生全体の学力レベルが低下しているとして、歯学部の評価が下がり、歯科医師を志望する受験者が減少している。

　本年は私立17校のうち4校は、入学者が募集人員の50％を割り、2校は30％を切っている。このように、歯学部の受験者のレベル低下と、受験者の減少という憂慮すべき事態に至っている。

　第100回国試から15年、もはや両大臣の確認書を反故にすべき時期にきている。

なぜ研究は難しいのか

麻酔法を発見したのは誰か

　私は、新入生オリエンテーションの時、まず図1と図2をスライドに映します。新入生諸君は、2人の西洋人の顔をみて、キョトンとしています。医学の三大発見は、(1)麻酔法、(2)消毒法、(3)牛痘法と説明し、実は「麻酔法の発見者は、この2人なのです」とスライドを指します。

　図1はHorace Wellsです。彼は、1844年に米国コネチカット州のハートフォードの診療所で、笑気ガスを用いて世界で最初の全身麻酔に成功しました。ついでハーバード大学医学部で公開手術を試みますが、途中、患者が怖がって失敗します。詐欺師扱いされた彼は、自らに人体実験をくりかえして精神錯乱し、留置所内で自殺しました。33歳でした。

　図2はW. T. G. Mortonです。Wellsの友人だった彼は、硫黄エーテルを用いて、同大学のマサチューセッツ総合病院で公開手術をします。手術後、執刀した外科医J. C. Warrenは、「諸君、こ れはペテンではない！」と宣言しました。手術の行われた講堂は、「エーテル・ドーム」として今に遺（のこ）されています。

　「このWellsとMortonは歯科医師です」。歯科の歴史は痛みとの闘いでしたので、歯科医師によって麻酔法が発見されたのは、必然だったのでしょう。私は「諸君、今この瞬間、世界中でどれだけ麻酔による手術が行われているか、想像してごらんなさい」と締めくくります。

2人の画家の「解剖学講義」

　次に、1年の「歯科医学史」の講義の時、決まって図3と図4のスライドを映します。

　図3は、ネーデルラント（現在のオランダ）のデルフトの画家M. J. van Mierevelt が、1617年に画いた名画「ウィレム・ファン・デル・メール博士の解剖学講義」です。

　図4は、同じくアムステルダムの画家Rembrandt H. van Rijn が、1632年に画いた代表作「テュルプ博士の解剖学講義」です。

　双方とも、17世紀のバロック時代にネーデルラントで流行した群像画で、人体解剖を見学する医者や名士の人物像を描いた珍しい作品です。「この2枚の絵をみて、どこが違いますか？」。私の愚問に、1年の諸君は戸惑ってざわつきます。「それでは腹と腕、解剖はどちらから始めますか？」。重ねて「どっちが正しいのでしょう？」と問いかけます。

　同国では、人体解剖は16世紀中頃から官許されていました。解剖される屍体は、刑務所で処刑された刑死人でした。解剖医は、もっぱら熟練し

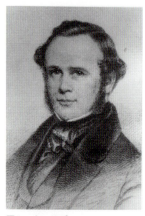
図1　ウェルズ

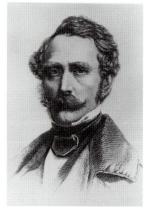
図2　モートン

た外科医が兼ねていました。「そう、腹からね。それは、なぜですか？」。

当時、人体解剖は腐敗が遅い冬期に限られていました。解剖室は暖炉を焚かず、冷気ただよう室内で執刀しました。腐敗の進行が早い個所から、メスを入れました。すなわち腹部、胸部、頭部、手足の順でした。それを3日間で終わらせるのです。

私はしたり顔で、「では、なぜレンブラントは、前腕部の解剖を描いたのでしょうね？」と問いかけます。

古来、芸術は美を表現する、という発想でした。察するに、レンブラントは鑑賞する人たちに、開腹した凄惨なはらわたを観せたくなかったのでしょう。あるいは、15年前のミーレフェルトの名画の模倣を避けたのかもしれません。

『解体新書』の最後のナゾ

さて、私の専門は「歯科医学史」です。その延長線上に「歯科人類学」が拓けました。歯科医学史を選んだのは、昭和初めからつづいた授業が途切れていたからです。医学の歴史など等閑視されていましたから、周囲から変人扱いされたものです。実際は、私は天の邪鬼だったので、漠然となが ら、何か誰もやらないことをやりたいと思っていたのです。同類やライバルのいない自分独りの道を歩きたい、というのが私のモチベーションでした。

後年、タイのチェンマイ大学で歯学部長と昼食をした折、専門を聞かれてためらいもなく、「History of Dentistry」と答えました。しばし沈黙のあと「貴方はDentistですか？」と問い返されました。それからは、外国の人には、専門は「Dental Anthropology」というと、妙に納得されました。

閑話休題。近代医学の扉をひらいた古医書『解体新書』に関しては、すでに語り尽されていました。それでも只一つ、同図譜の扉絵の元絵が、どの西洋古医書の図柄を模写したのか、というナゾが残されていました。

私は所在なげに、16世紀のスペインのValverdeの解剖学書の扉絵のコピーと、『解体新書』の扉絵のコピーを見較べていました。ふと2枚のコピーを重ねて、明かりに翳しました。すると、扉絵に刷られたアダムとイヴ像の体型のラインが、ピッタリと合致したのです。

図らずも、この照合によって、紛れもなく絵師の小田野直武が、Valverde解剖書の扉絵を敷写（透写）したことが立証されたのです。『解体新書』の最後のナゾが、解けたのです。

第三大臼歯が消え去る

私の研究材料は第三大臼歯です。それは、歯のなかで入手しやすい、退化歯とみなされているからでした。かねて歯は系統発生学的に退化過程を

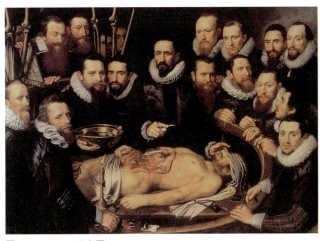

図3　ミーレフェルト画

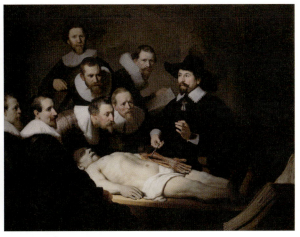

図4　レンブラント画

辿りつつあるとされ、先天性欠損の頻度がもっとも高いのが第三大臼歯です。

退化とは、進化の過程における退行性変化と定義されています。人類学的には、約500万年前の猿人は32本、原人、旧人は第三大臼歯の縮小、約3万5,000年前の新人になって、第三大臼歯の欠如が始まったといいます（現在では、猿人、原人、旧人、新人という分類はされない傾向にあります）。

将来、第三大臼歯の先天性欠如により、永久歯数は28本になると予測されています。荒唐無稽なヒントと思いつつ私は、28本になるのはいつ頃か？ と興味をそそられました。そこで過去の第三大臼歯の時代的推移と現代のデータの計6点の観測時点をもとに、指数曲線のモデルから第三大臼歯の4歯萌出率（男女）を指数関数的に推計しました。

その結果、4歯萌出率は縄文時代80％、古墳時代63％、鎌倉時代43％、現代30％でした。第三大臼歯は減少の一途を辿り、70％欠如するのに3万年を要した計算になります。私は、人体の硬組織の微小な変化と、久遠の時間量に粛然とさせられました。

将来の推計をみると、5％になるのは約6,000年後、1％は約8,500年後、日本人の口腔から第三大臼歯が消え去るのは、1万年後になります。私ども歯科医師は、少なくともあと1万年は、第三大臼歯と付き合っていかなければなりません。

最初に生える永久歯は

「えっ、第一位は下顎中切歯ですって!?」

思わず私は、UBC教授に聞きなおしました。最初に生える永久歯は下顎第一大臼歯で、六歳臼歯と称して永久歯列のKey teethとなる——これが定説でした。それがカナダ人の第一位萌出永久歯は、下顎中切歯というのです。

あわてて小児歯科学書を調べると、1934年（昭和9年）の調査では、男女とも下顎第一大臼歯と報告されていました。ところが、半世紀後の1988年（昭和63年）には下顎中切歯となっていました。なんと、萌出順位が逆転しているではありませんか。

第一位の萌出には、2タイプあるのか？ それが逆転することがあるのか？

そこで私は、両歯のグローバルな萌出現象を調査し、分布状況の国際比較を試みました。FDI（国際歯科連盟）の加盟国をふくむ、世界の主要100カ国に質問状を送付しました。約10カ月かかって、50カ国の専門家より回答を得て、そのアンケートを集計しました。

その結果、下顎第一大臼歯型は82％、下顎中切歯型は18％でした。最近20年以内に逆転したのは20.6％で、下顎第一大臼歯化型が9.0％、下顎中切歯化型が11.6％でした。

コーカソイドやモンゴロイドなど人種的・民族的、熱帯圏や寒帯圏など地域的、先進国や途上国など環境的な差異はみられず、その分布には、なんらかのパターンや法則性を見出すことはできませんでした。まことに不可思議な逆転という生体現象も、不明であり未知でした。

至上の高揚と喜びとは

私のマイナー研究の3編を紹介しました。あまりに安直、浅薄、軽小と、さぞ呆れたことでしょう。いずれも実験研究ではなく、文献研究です。けれども研究は、アイデア、テーマ、手法の大小や軽重ではなく、結果にオリジナリティがあるか否かです。いくら研き究めても、そこにオリジナリティがなければ、そのペーパーは空しくゴミと化します。

大仰にいえば、人類始まって以来、誰も到達したことのない処女地に足を踏み入れた時、研究者の至上の高揚と喜びがあります。それが疑いなく独創性のある新知見であれば、歯科医学という学問に寄与することでしょう。

人類史上初めて……だから、研究は難しいのです。

原生アボリジニ研究の明暗

　私と共同研究者たちは、1997年（平成9年）7月、南オーストラリアの州都アデレードに飛んだ。アデレード大学の歯科学講座にある頭蓋・顔面研究室は、斯界に知られた原生アボリジニの標本の宝庫である。そこには、原生アボリジニの20年間におよぶ経年的な口腔内石膏模型1,708例が保管されている。

　それらは1951年より1971年まで、北部のユンドームに居住していた444人から採取・収集された。つまり、444人の同一人の口腔内を20年間にわたって追究したのである。

　ユンドームの住人たちは、20世紀の後半に至るも原生生活を離脱せずに、遠い砂漠地帯で数万年前とほぼ同じ暮らしをつづけ、辛うじて先住民の命脈を保ってきた一握りの自然人類である。

　私、新潟歯学部解剖学の助教授の影山幾男、講師の髙橋正志らは、同研究室の主任・解剖学のGrant C. Townsend教授の承諾をえて、翌1998年までに3回、計3週間、研究室の壁一面の古色の木製引出しから、模型を一つ一つ取りだして、ひたすら丹念に精確にアナログ計測を行った（図1）。

　42℃を超える酷暑の下、8月にジングルベルの鳴る中、地元テレビでは毎週、アボリジニの先住権と人種差別に関し、痛烈なディベートが繰りかえされていた。アボリジニの人種問題は、未だ解決していなかった。

　私たちの飽くない作業をみて、Grantは「これまで日本や各国から調査にきたが、すべての模型を計測したのは、中原チームが初めてですよ」と称賛した。彼は、私たちの共同研究に加わった（図2）。

　全計測を終えると、Grantに曇った表情で、原生アボリジニの研究は難しくなると告げられた。彼に急かされたか、私たちは帰国後すぐに同1997年の12月に、『歯学』に初の論文「ヒトの咬合様式——原生アボリジニと現代日本人の比較」を発表した。翌年6月に同じ『歯学』に、「アボリジニにみる永久歯列の経年的変化——第一大臼歯とその前方歯列の移動」を掲載した。ついで、

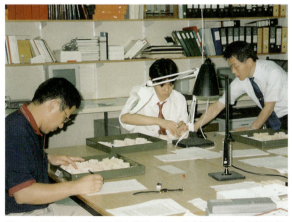

図1　計測作業中の左から影山幾男、中原 貴（本学5年）、髙橋正志

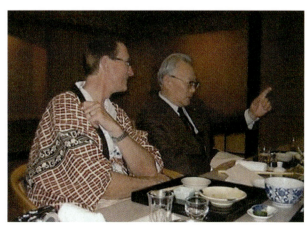

図2　浴衣でくつろぐ共同研究者 Grant、中原

『Journal of The NDU』、『Orthodontic Waves』に英文論文、ほか3編を出した。

追って、1999年（平成11年）10月新潟、第2回歯の人類学分科会シンポジウム「オーストラリア先住民をめぐって」を、日本歯科大学と日本人類学会が共催した。会頭中原 泉、幹事影山幾男で、G. C. Townsend、国立科学博物館人類研究部長の馬場悠男はじめ7氏が口演し、Grantが「双子の歯と顔：遺伝と環境の影響」を特別講演した。これは、600組の双子を40年余にわたって追究した類例のない継続研究で、双子をそろえること自体不可能だと、世の研究者を驚嘆させた（図3）。

学会後のレセプションの折、Grantが会頭の私を称え、「Gentleman and Scholar !」と乾杯の発声をした。面映ゆかったが、私にとって最高の誉め言葉であった。

こうした共同の研究活動を通して、Grantは私たちにすっかり心を許し、2003年（平成15年）には子息のAdamは、新潟歯学部の医の博物館の研究員として1年間滞在した。彼の面倒は影山がみたが、Adamは無料の英会話教室をひらいて、学内の有志7、8人が毎朝8時から1時間和やかに学習した。私も欠かさず参加して、オーストラリア英語を楽しんだ。

私は2003年（平成15年）3月には、原生アボリジニの研究を所収した『歯の人類学』（医歯薬出版㈱）を出版した。それに前後して、Grantから原生アボリジニの研究は、いかなる言語でも発表を禁止すると立法化された、と知らされた。いかなる言語であろうと……、豪州の人種問題の厳しい法規制である。私たちは、Grantの立場を憂慮

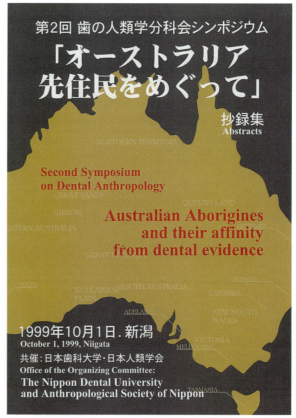

図3 「歯の人類学分科会シンポジウム」のパンフレット

して、研究続行を断念する他なかった。まことに際どい時限で、私の小著は弾劾を免れた。

それから15年後、2018年（平成30年）6月1日に、本学創立112周年記念式典において、Grant C. Townsendに日本歯科大学名誉博士号を授与する慶事を催した。残念ながら、Grantは病床に伏していた。Adamが代理に学位記をうけとり、父親に代わって満場に篤い謝辞を述べた。

Adamの帰国前夜、私は彼の泊まるホテルの室に、和製のチョコレート2箱のギフトを届けた。

一石を投じた専門誌『歯科臨床研究』

　今では省察になるが、1990年代はじめから学問の国際化が叫ばれ、英語によるグローバリゼーションが時代の潮流となった。研究者たちは争って、国際学会へ走り国際誌へ乗じた。

　ところが折角、苦労して国際学会で発表しても、国際誌に掲載しても、ごく限られた専門の研究者しか聴かないし、読まない。だから、国内ではほとんど反応がない。海外へ流れたレベルの高い研究がフィードバックして、国内に還元されることは少ないのだ。

　最先端の論文は国際誌に流れるから、国内の学会誌には邦文論文が残り、非情にも国内学会誌は痩せ細っていく。あわせて、臨床研究や臨床報告は、必須の情報であり重要なデータであるのに、軽んじられて片隅に追いやられる。

　その受け皿となったのが、商業誌である。邦文研究や臨床報告を読みやすいスタイルに仕立てて臨床医に提供する。だから商業誌は、満々と肥えていく。

　本来、学会誌には学会誌の使命があり、商業誌には商業誌の役目があるのに、両方は二極化して著しくバランスを欠く。

　私は（2000年代はじめに）、学会誌と商業誌のどちらにも与しない、その中間に位置して、両誌の読者に読んでもらえる学術誌が必要ではないか、と漠然と考えていた。然り、研究者と臨床医が共有する臨床雑誌だ。

　私は、歯学部教授の住友雅人に、この課題を投げた。「ねえ、歯科の臨床研究の雑誌をだそうよ」。つづけて私は、臨床の最前線が損なわれていると一頻り嘆いて、「だから、歯科臨床研究の砦をつくりたいんだよ」と大見栄を切った。鋭敏な彼は、「いいですねえ」と即答した。

　私と住友の間にはいつも、ボールを投げあうようなスピード感がある。編集の要となる編集委員長には、期せずして岩久正明（新潟大学）と一致した。彼は、富士研（臨床研修指導医ワークショップ）の仲間だった。その識見、統率、人柄は申し分ない。飯田橋のホテルグランドパレスの中華料理店で、滅相もないと固辞する岩久を、三拝九拝して拝み倒した。

　出版社は、クインテッセンス出版㈱の佐々木一高社長に懇願した。浮かぬ顔のまま彼は、私たち

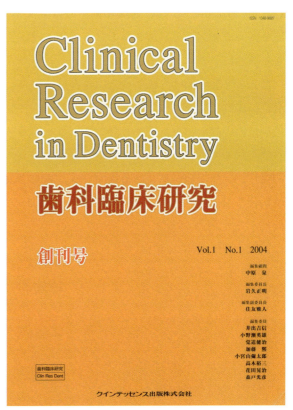

図1　『歯科臨床研究』創刊号の表紙（2004年）

の熱意にほだされてか渋々承諾した。

　ひとたび決まれば、新しもの好きの4人である。副編集委員長は住友、私は顧問となる。雑誌名は『歯科臨床研究　Clinical Research in Dentistry』とし、年2回の発行とする。編集委員は、学閥を問わず各部門の専門家とし、その人選は岩久編集委員長に一任した。

　2004年（平成16年）春、本郷のクインテッセンス出版の会議室。第1回編集委員8氏があつまった。井出吉信、小野瀬英雄、覚道健治、加藤 熈、小宮山彌太郎、高木裕三、花田晃治、森戸光彦である。私は初対面もあったが、まさに錚々たるメンバーであった。

　はじめに、私が発刊の意図を説明し参加協力を謝した。つぎに編集委員長が、「学際的な広い臨床領域の研究情報を臨床家の手元に届けると共に、若手研究者に自らの研究の臨床価値の位置づけと、卒直後臨床研修の学習の一助としたい」と述べた。

　あわせて、(1)エビデンスにもとづく実際の臨床に役立つ論文、(2)国際誌に載った研究のうちから（発行所の承諾をえて）、邦文に翻訳した論文と、然るべく依頼論文の具体的な方針を示し、投稿論文も積極的に受け付けるとした。

　第2回編集会議は、秋だった。委員長の巧みな進行により、でそろった論文の一編一編に、各委員が忌憚のない意見を述べ、熱のこもった迫力ある議論が展開された。誰もが斬新な高度な論文に高揚し、臨床の機微にふれる場面では、知的格闘技が繰りひろげられた。臨床医でない私でさえ、脳みそを洗濯されるような刺激と面白さに、至福の時を過ごした。このディスカッションを、そのまま誌面に躍らせたいと欲張るほどだった。

　2004年1月、『歯科臨床研究』第1巻第1号が発刊された（図1）。判はA4判、130ページ、掲載論文20編。依頼論文（原著）のうち2編は、「矯正患者における開咬合症例の治療」、「口腔乾燥を訴える患者の診療・治療における問題点」、翻訳論文のうち2編は、「根尖部根管狭窄の電気的診断法」、「Brånemark Implantを用いた下顎無歯顎患者の即時負荷治療について」である（図2）。

　小宮山彌太郎（半蔵門）は、編集後記に創刊の経緯を新芽に喩えて軽妙洒脱に綴った。「中原先生が新種の種子を発見し、岩久先生を中心とする編集委員会が畑を耕し、佐々木社長をはじめクインテッセンス出版の方々が、成育に必要な環境を整えられました。ようやく芽吹きの時を迎えて、小さな芽が地表に顔をだしたところです」。

　この編集会議は、5年つづいた。

　2008年（平成20年）7月、商業誌としてはもはや限界と、佐々木社長から白いタオルが投げられた。プロの判断により引き際のタイミングが告げられた、と観念した。ちょうど、第5巻第10号で終刊となった。

　国際誌、学会誌、商業誌に三極化する時代にあって、儚い抵抗であったが、本誌は歯科界の知的活動に一石を投じた、と自得した。

　佐々木社長胆入りの終刊の催し。心許しあった編集委員は、一抹の寂しさのなか賑やかに笑い興じた。誰かが、唯一人の基礎系編集委員の井出吉信（東京歯科大学）をからかった。「今度、学長になるんですって」。トンデモナイ！　と、両手をふって否定する井出を皆一斉に囃したてた（それから3年後、井出は学長に就任する）。

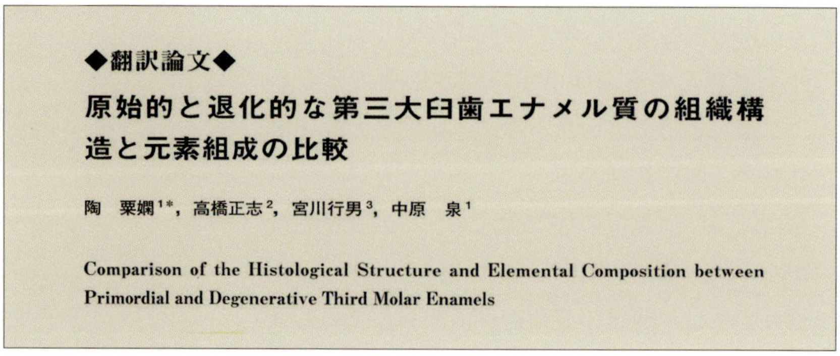

◆翻訳論文◆
原始的と退化的な第三大臼歯エナメル質の組織構造と元素組成の比較

陶　粟嫻[1*]、高橋正志[2]、宮川行男[3]、中原　泉[1]

Comparison of the Histological Structure and Elemental Composition between Primordial and Degenerative Third Molar Enamels

図2　翻訳論文1編のタイトル（2004年）

医の博物館
ハリー・ポッター校との攻防

　ある日、私は唐突にハリー・ポッターに襲われた。

　平成14年（2002）11月、英国のUniversity of Oxford（UO）のクライストチャーチ校から、私共新潟歯学部『医の博物館』所蔵の古医書が、「盗難品なので直ちに返還ねがいたい」とのハードな要求状が届いた。

　私は、「ハリー・ポッター」のファンタジー映画で、主人公が校舎内を滑空する舞台が、このクライストチャーチ校だったことを思いだした。だから一瞬、有名なハリポタが禿鷹のように急襲してきた、と錯覚したのだ。

　聞けば、UOの教官（音楽講師）が、1992年（平成4年）から1995年（平成7年）の4年間にわたって、同校図書館の稀覯本74冊を盗みだし、密かに売りさばいていた。それが発覚して逮捕され、彼は2年間の懲役刑で服役中とのこと。UOでは、密かに総力をあげて処々に散った盗難本を探しだし、73冊を回収したという（真偽は不明）。

　あと1冊残っているのが、私共が所蔵するA. Vesaliusの解剖学書『人体構造論』のポケット判であるというのだ。

　私共は平成元年（1989）に開館以来、近代医学の祖と謳われるA. Vesaliusが、1543年に上梓した『人体構造論』（通称ファブリカ）をはじめ、同書の予告版『エピトーメ』（1543年）、ファブリカ第2版（1555年）、のちの研究者が編纂した『ヴェサリウスの人体構造論』（1725年）、のちに復刻された『ヴェサリウスの解剖図譜』（1934年）、さらに1552年に要約版としてだされたポケット判を系統的に収集していた（図1）。

　私は、平成6年（1994）に予告版『エピトーメ（梗概）』を翻訳し、㈱南江堂より『人体構造論抄』を出版した。この訳書は、少なからずわが国のヴェサリウス研究の先駆となった。

　このファブリカは、縦42×横28×厚さ6.5cmの大判だが、ポケット判は革装丁の上下2巻で、縦12.2×横7.1cm、文庫本（官製ハガキ）より一回り小さい。厚さは上巻が4.1cm、下巻が3.8cmである。同書は、6カ国の12機関に13組が確認されており、そのうち英国では大英博物館とUOに各1冊あったらしい。

　このポケット判は、1994年にサザビーズで競

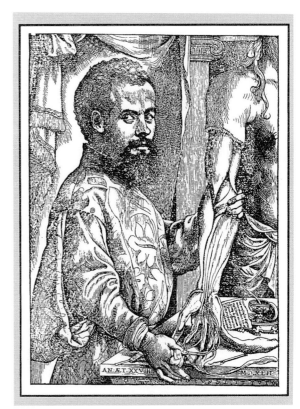

図1　A. ヴェサリウスの（後世の）肖像画

売にかけられて米国の古書店が落札し、そのあと東京の医学書専門の古書店が購入し、それを平成7年(1995)に私共博物館が入手した。

私共が収蔵してから7年もたって、UOは、東京の古書店も私共の博物館も、盗難本であると知りながら購入したと高飛車に非難し、即時返還せよ、と弁護士をたてて強弁するのだ。

自らの大失態を棚にあげ、言いがかりも甚(はなは)だしい。私共は、国内法に則(のっと)り適法かつ正当に入手したと、弁護士を通じて返還を拒否した。というのは、同書を詳しく調べても、UOの蔵書印、蔵書票、書き込みも見当たらず、UOが所蔵していたものである、という証拠が見付からなかったのだ。

業を煮やしたUOは、日本の教育界の恥辱になると息巻いて、盗難本事件としてメディアに通報すると威(おど)しをかけてきた。平成15年(2003)9月、英国のタイムズに「古医書の所有権をめぐり、英

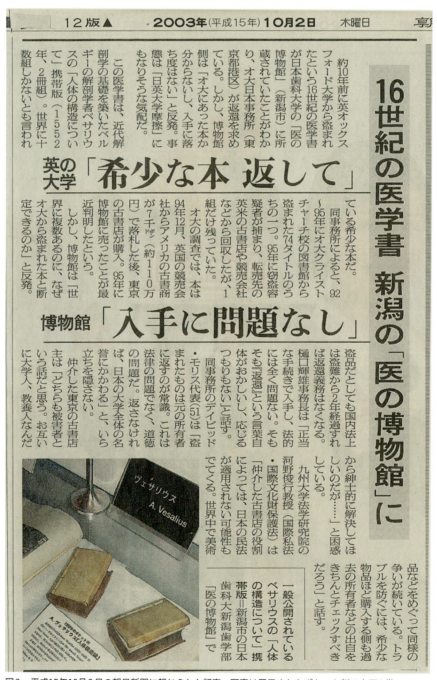

図2　平成15年10月2日の朝日新聞に報じられた記事、写真は展示されたポケット判の上下2巻

日大学がbitterな闘い」と大々的に報じ、UOを擁護する論陣を張った。

　この記事は"日英大学摩擦"と世界中に配信され、日本のメディアはニュースの逆輸入に大あわてした。それからの10日間、博物館は内外のマスコミ各社の電話や取材に忙殺された（図2）。

　各社の読者用HPには、英紙の一方的かつ偏見的な記事であると断じ、「大英博物館は、世界中から略奪した所蔵品を一つでも返還したか！」という書き込みが相次いで、窃盗犯扱いされた私共の気持ちを代弁してくれた。

　同年10月には、UO東京事務所の所長ら2氏が訪れたが、私共は樋口輝雄事務長が応接し、丁重に要望には応じられないと繰りかえした。前後してUOは、私共の姉妹校である同国のマンチェスター大学に仲介を求めたが、キッパリ断られたと聞いた。

　その後も、弁護士から執拗な攻撃がつづいて、平成20年（2008）12月に、UOは調停の申し立てを通告してきた。だが、それ以降UOの攻勢は途絶え、6年間におよんだ攻防は終息した。信じがたいことに、窃盗犯の教官は、服役後に元の職場に復帰したと仄聞した。

　椿事を巻きおこしたポケット判は、現在も私共の博物館の展示ケース内にあって、来館の方々は古医書の味わいに眼福を得ている。

白菊会第50回総会の壮観

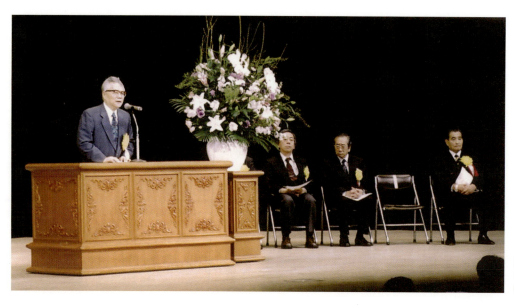

図1 壇上、挨拶する中原学長、右端に佐藤教授

　白菊会は、わが国最大の篤志献体団体で、会員（献体登録者）は20万人を数える。その白菊会が設立50周年を迎えて、平成16年（2004）に白菊会連合会第50回総会が挙行された。

　その記念すべき総会を本学歯学部の解剖学第一講座（佐藤 亨教授）が主管し、11月7日日比谷公会堂で開催された。公会堂1階の1,000席は全国の会員に埋めつくされ、会場はまことに壮観な光景であった（図2）。

　13時半、佐藤 巖助教授が開会を宣した。主管校を代表して、中原 泉学長が挨拶に立った。新潟歯学部の創設期に御遺体が一体もなく困り果てている時、白菊会の倉屋利一会長に助勢を乞うた。県市内の老人施設5カ所をまわったが、お年寄り方は会長の穏やかな無理強いしない巧みな話術に引きこまれた。

　夕刻、一席を設けていたが、「駅弁を食べますよ」と倉屋会長はサッサと上越線に乗りこんだ。大学へもどると、職員が「ご遺体がでました！」と走り寄ってきた。きょう回った1施設から電話が入ったのだ。ワァ！ 御遺体第一号だと、思わず両拳を握った。

　私は、会員方にそんな古い逸話を披露したあと、解剖学実習を終えた学生の文集から、一編の一節を読みあげて、献体への感謝を表した（図1）。

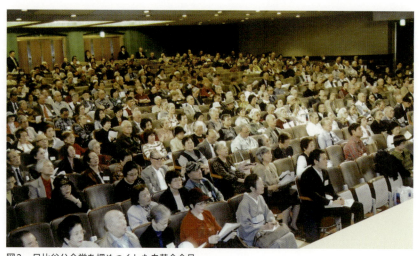

図2　日比谷公会堂を埋めつくした白菊会会員

藝大もでた中原リザ子教授

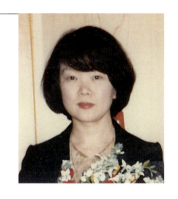

　中原 實の2男2女のなかで、彼の美術の血を引いたのは、3番目の女児であった。それを六感したのか彼は、ダ・ヴィンチのモナリザから彼女をリザ子と命名した。

　リザって？ と問われながら、リザ子は、幼少より癇症強く感性鋭く人一倍に好学であった。外には優しかったが、内には烈しく、私や妹のレチ子は、その強情っぱりと負けず嫌いに閉口させられた。レチ子は、ナポレオンの賢母レチチアから名付けられた。彼女は慶應大学をでて、本学の図書館長をつとめた。

　さてさて、日本歯科大学の受験の日、受験生たちは当時、本館地階にあった学生控室に待機した。その一隅でリザ子は、付箋を満開にした教科書をひろげていた。付添った私は、周りの白い目に身を縮めたが、彼女は始業のベルが鳴るまでノートを離さなかった。

　生来、不器用だった私の技工義歯をみて、リザ子はケラケラと笑った。たしかに彼女は技工に巧みだったが、それにも況して得意なのが絵描きだった（図3）。

　昭和43年(1968)に卒業（第57回）すると、パリに数回、通算して1年半ほど留学した。ルーブル博物館に日参し、モンパルナスの風景をデッサンした。タクシーに乗ったら年配の運転手が、「Cherry blossoms!」と連発して大はしゃぎした、と臆面もなく帰国自慢をした。桜なんて、少女にみられたんだろう、と私はからかった。

　それからは彼女は、吉祥寺の自宅にこもって英数国の勉強をはじめた。ナント東京藝術大学を受験するという。私は芸術家志望に、秀才レベルを要求する藝大のプライドを嘲笑った。

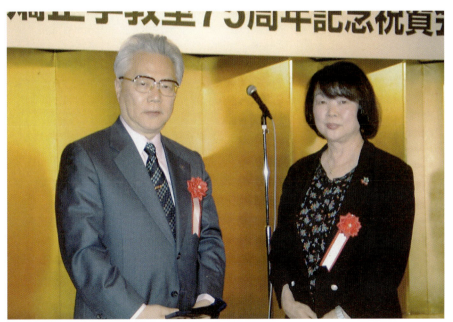

歯科矯正学教室75周年記念式典（2005年）

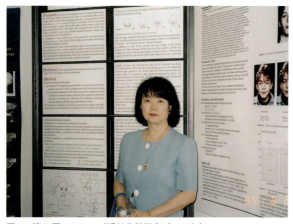
図1　第75回ヨーロッパ矯正歯科学会（1999年）

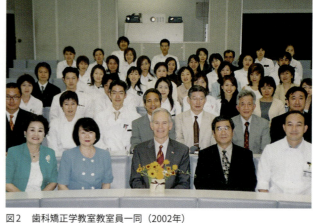
図2　歯科矯正学教室教室員一同（2002年）

　嫁にもいかず。独り勉強に励んで6年、昭和49年(1974)にリザ子は30歳にして藝大に合格した。放任主義だった實は、さすがに手離しで喜んだ。彼女は美術学部で、父親と同じ油絵を選んだ。
　藝大の学生気質には、馴染まなかったようだ。「みんな、天才ばかり集まっているのよォ」と珍しく弱音を吐いた。絵画科（油画専攻）では、卒業の証しに自画像を画いて母校に残すのが慣習だった。私は卒業展では、S.ダリのシュールを模したリザ子の大作が光っている、と身贔屓した。彼女は主任教授から、大学院に残りなさいと勧められた。
　そのときリザ子は、藝大と日歯大の両大学院に願書をだしていた。私は、「両方受かったら、どうするんだ?!」と詰問した。すると、「両方、入学するわ」とケロリと答えた。本気だと感じて私は、それはできないぞ、と蒼くなって釘をさした。
　ところが、藝大は不合格だった。女性であること、生活力ある歯科医師であることが理由だったという。存外に俗物根性の大学だ、と私は憤った。合格を疑わなかったリザ子には、天が崩れたような挫折だった。
　結局、昭和53年(1978)に第2志望（?）の本学大学院に入学し、歯科矯正学を選んだ。彼女には適材適所だったので、絵画を離れて歯科医学研究に没頭した。100ページにおよぶ学位論文「顔面形態の三次元分析法に関する検討」は、矯正学の大家で東京医科歯科大学の三浦不二夫教授に絶賛され、彼女はすこぶる満悦だった。
　こうして中原リザ子が、初めて就職して講座の助手になったのは、38歳である。
　臨床は、「みんな治っちゃうのよねえ」と不服そうに洩らした。患者さんは有りがたいじゃないか、と言い返しながら、私は、彼女にはチャレンジのやり甲斐がないのだと察した。
　教育には殊の外、熱心だった。体調がわるいと助教授に代講を頼みながら、電話口で講義のポイントを事細かに教示した。何事も、人に任せられないのだ。
　平成11年(1999)6月、私は新潟歯学部解剖学講師の髙橋正志と成田を発った。その機中、リザ子とバッタリ顔をあわせた。「アレェ、どこ行くの?!」。互いに知らなかったが、ドイツ国境に近いフランスのストラスブールでのEOS（第75回ヨーロッパ矯正歯科学会）だった。外国は慣れているとはいえ、同行はなく彼女一人だった。
　私は、アボリジニの咬合様式の発表ポスターの前で、ウロウロしていた。向い側のリザ子は、「A three-dimensional study of the nasolabial sulcus-Part 2」のポスター前で、質問者を手招きしていた（図1）。
　午後8時からのレセプション。踊り狂うゲルマン民族のダンスを眺めながら、山盛りの肉にかぶりついて、兄妹して異国での夕宴を存分に楽しんだ。
　平成13年(2001)10月、中原リザ子は、遅蒔な

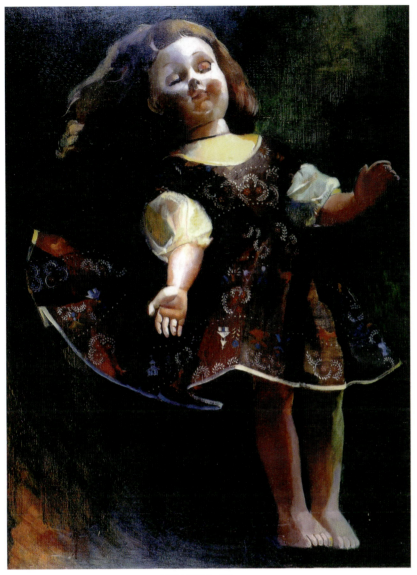

中原リザ子 作「夢」

がら57歳にして歯科矯正学講座の教授となる。折しも、100周年記念館の新築に巡り合わせ、講座施設の設計にはじまり、駅前病院から移転する新しい講座づくりに力を尽した（図2）。

その頃からサプリメントに凝って、いろいろな錠剤を私に届けた。ときに「長生きしてよ」とメモがはさんであった。

そのリザ子が教授在任7年にして、私より先に平成20年（2008）10月11日に多臓器がんで亡くなった。緊急入院して3日後だった。

才能あふれる彼女は、欲張りだったから、絵画と矯正学のどちらもやりたかったのだ……。

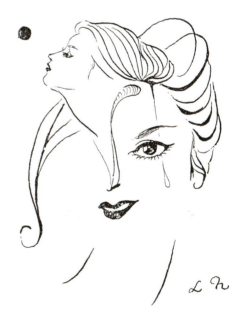

図3　学生時代のイラスト

天性の国際人 ── 小倉英夫教授

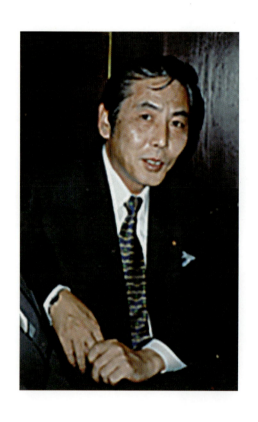

　新潟歯学部教授の小倉英夫に関しては、いくら紙幅を費やしても語り尽せない。

　管見ながら、斯界で彼に優る国際人は知らない。彼は当意即妙、短く巧みな話術をあやつる。学生時代から一寸見、陰のある鋭く切れあがった美男子であった。英国人が「American Englishだね」と、彼の歯切れのよい発音を褒めた。

　私は、1984年(昭和59年)に、姉妹校調印で小倉が留学したミシガン大学を訪問した。彼の親友のJohn Powers教授が、中華料理店で夕宴を催してくれた。デザート後、Johnに料理の味を問われたので、私はストレートに「あまり美味しくなかった」と答えた。帰り際、私は小倉にこっ酷く叱られた。アメリカ人にも、お世辞は必要なんだあ……。私は54回卒で、小倉は57回卒の後輩だが、海外にでると立場は逆転する。

　ミシガン大学を皮切りに、私と小倉は、姉妹校提携とIUSOH(口腔保健のための国際姉妹校連合)加盟を携えて、物怖じせずノコノコと初見のDeanに会った。はじめ気構えていたDeanは、私たちのフランクで実直な立ち振舞いと、小倉のソフトでシャープな物言いに誘われ、帰りがけには旧知の仲のように幾度も握手を交わした。

　たいてい彼らは、「なんであんな若いのにDeanなの？」と小倉の耳元に囁く。そのあと、オー、ワンダフル！と納得する。私は、いつも聞こえない振りをしている。

　姉妹校調印後ホテルにもどると、小倉は決まって独りになる。ラウンジの片隅で、ビールを飲みながら好きな煙草をくゆらす。緊張を強いられた彼のストレス解消法だ。日本に帰れば、まっしぐらにゴルフ場へ飛んでいく。

　その小倉は風貌に似ず、真面目、実直、無欲、頑固、自慢をしない。理工学教授で、のちに歯学部長もつとめるが、我意を通すので、学内ではとかくギクシャクしていた。

　ともあれ、中原・小倉コンビは、1984年から1997年(平成9年)までに欧米、中東、中国、アジア、豪州の14カ国15校のトップ校と調印した。

　小倉は、姉妹校とIUSOH活動のほか、ISO／TC106(国際標準化機構／歯科器材専門委員会)において、15年間にわたって口腔衛生用品やCAD／CAMの国際規格の分科会議長をつとめた。日本人の議長は古今彼一人で、その力量は高く評価された。

彼は、天性の国際コミュニケーターであった。彼がグローバル時代の先陣を疾走したことで、本学の国際化ははるかに群を抜いた。いつだったか、オハイオ大学から私宛に、Dr. OGURAをDean候補として推薦願いたいと文書が届いた。彼のもとに一再（いっさい）、米国の大学から同様の依頼がきていたことは、薄々知っていた。

　私は真顔で、「小倉君、君はアメリカのDeanのほうが合っているよ」と勧めた。彼は真っ青になって両手をふって拒絶した。私は、「冗談だよ」とは言わなかった。

　……小倉英夫は、2014年（平成26年）1月24日に間質性肺炎で亡くなった。

マリ国でボランティア35年 村上一枝さん
2020年ノーベル平和賞候補

　時折、私ども新潟歯学部の緑樹の構内を、黄八丈の紬をきた身丈ある佳人が歩いていく。

　新潟市内で小児歯科医院を開業する村上一枝さんである。彼女は、裏千家の御師匠でもある。昭和40年卒業の同級生なので、私は、いつも遠くから会釈する。

　それから暫くして、村上さんが医院を閉じて、アフリカに移住したと仄聞した。エッ、なぜ？と私は虚を衝かれた。行き先は遠い異国の地、西アフリカ内陸のマリ共和国という。むかしのスーダンで、いまだに内戦のつづく最危険国であり最貧国である。

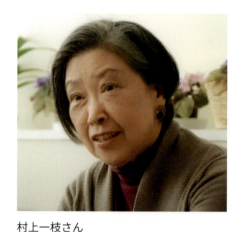

村上一枝さん
カラ＝西アフリカ農村自立協力会代表
日本歯科大学名誉博士
1965年日本歯科大学卒業、新潟市で開業、89年に西アフリカのマリ共和国に移住。以後、ボランティアとして35年間、同国の住民の自立支援に尽力する。15を超える数々の賞を受賞、北海道出身

医院を閉じてマリへ飛ぶ

　のちに知ったのだが……村上さんはアフリカを観光旅行中、偶々、マリの農村に立ちよった時、幼子を抱いて道端に坐る若い母親に会った。衰弱した我が子を胸に、彼女は「この子はあす死ぬんです」と訴えた（図1）。

　帰国した村上さんは、居ても立ってもいられなかった。ためらいなく盛業だった医院を手離し、48歳にして単身、平成元年（1989）9月に見知らぬ国マリへ飛んだ。当初はサハラ砂漠でテントに寝泊りし、ボランティアとして同国南部のクリコロ州の農村、クルラミニ村に居住する。

　私には、あの清楚な和服姿と、ポロシャツにジーパンで日干し煉瓦の家に暮らす姿が、どうしても重ならなかった。

　まず、村上さんは学生時代の実習経験から、約800人の村民の生活調査をはじめた。言葉の通じない見知らぬ東洋人女性に、村民たちがどのように接したかは想像に難くない。飾らない物怖じしない村上さんは、じきに村民に溶けこんでいったのだろう。村民の生活状態を把握すると、衛生面を最優先して衛生環境の改善に着手する。私財を投じて、水量をえられる深井戸掘りに率先し、あわせて各所にトイレットを設置した。

　村上さんのボランティアの信念は、単なる恵みや施しではなく、現地の人々と一緒に、彼らに生活の自立を促すことであった。裁縫教室をひらいて女性たちに裁縫や刺繍を教え、手に職をつけさせた。それが女性センターの開所につながる。また、識字教室をひらいて読み書きを教え、村民の識字学習を支援した。それが小学校の開校につながる。

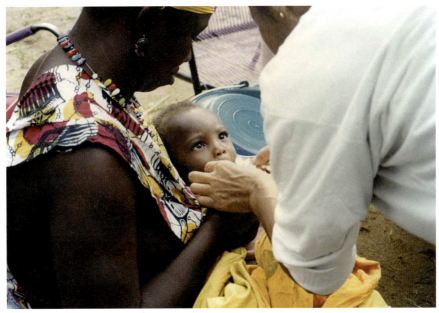
図1　乳児の身体の具合をみる

　さらに、若い女性たちに避妊の知識を教え、出産と育児教育につとめ、看護婦と助産婦を養成する。それが診療所と助産院の開院につながる。

　彼女が医療者として取り組んだのが、蔓延(まんえん)していた伝染病マラリアの予防であった。予防薬を買いもとめ各地に配布する。その間に彼女自身が罹患し、高熱の発作に襲われて1週間も仰臥(ぎょうが)した。それが20回にも及んだと聞いて、私は免疫はないのだ！　と身震いした。

　平成5年(1993)に、活動の中核となる支援団体「カラ＝西アフリカ農村自立協力会」を設立し、翌年にはマリ政府から外国人NGOとして認可される。これを機に村上さんの並外れた行動力は、自然環境の悪い同州のクーラ郡とドゥンバ郡の57村、シラコローラ郡の30村に支援活動をひろげる。そして、マディナ村についで第2拠点をバブク村に置く。そこで、野菜園の造成、深井戸の掘削、植林の造成、女性センターの建設を周辺57村へすすめる。

　住民の暮らしに密着した啓発活動は奏功し、妊産婦や乳幼児の死亡、腸内寄生虫による小児の下痢は大幅に減少した。とりわけ、平成6年(1994)から本格化したマラリア予防は、7年間に延べ10万人余の予防薬を配布して罹患率を激減させ、地域のマラリアによる小児の死亡はゼロになった。

気丈さと優しさのボランティア

　平成13年(2001)、10年間におよぶ活動が注目され、村上さんは、医療従事者に授与される「医療功労賞」をうけた。その授賞式で、受賞者を代表して謝辞をのべた。「只今いただいた賞金で、マラリアの予防薬が500人分買えます。ありがとうございました」。——それは、会場が粛然とする印象的な謝意であった。彼女には晴れの栄誉より、マラリア予防薬のほうが嬉しかったのだ。

　ところで、村上さんは1、2年ごとに、20時間かけてマリと日本を往復する。首都バマコ市のカラ事務局には常時、警備隊6人を雇用して警備に当っている。それだけ内戦の危険地帯をいくのである。帰国すると、支援団体や小・中・高校・大学で、講演やイベントに忙しい。そこで支援活動の現状をつぶさに語り、共鳴する人々から義援金を募る。このたゆまぬ地道な活動は、東京では友人後輩など仲間達に支えられている。マリには彼女を学び慕う仲間達が育っている。両事務局は

日々、インターネットで交信する（図2）。

あるとき私は、無償の行為で一番大切なことは何か？ と問うた。それは「ガマン、ガマン、そして我慢です」と、彼女は笑い目で答えた。元々村上さんはサバサバした性格なのだが、私は彼女の気丈さと優しさを垣間見た思いがした。とにかく、何事にもめげない人なのだ。

この35年間におよぶ村上さんの活動は、マリの各地に次のような足跡をのこした。①小学校21校、中学校3校、②助産院・診療所15院、③識字教室70カ所、④女性センター19カ所、⑤深井戸掘削71基、浅井戸掘削80基、トイレット30基、⑥野菜園34カ所、造成林20カ所、⑦助産婦・看護婦の養成16人、女性健康普及員の養成207人、⑧マラリア予防、腸内寄生虫駆除、エイズ予防等々。現在も各地で施設を建設中である。

斯(か)様(よう)に、我が子の成長をみるように、マリの人々の意識の高まりを喜びつつ、傘寿の村上さんは淡々と「まだ道半ばです」と語る。

私どもは、歯科をIdentityとして、マリの人造り国造りに尽力する村上一枝さんを評価し、2020年1月にノーベル平和賞に推薦した。彼女は、2020年ノーベル平和賞候補にノミネートされた。

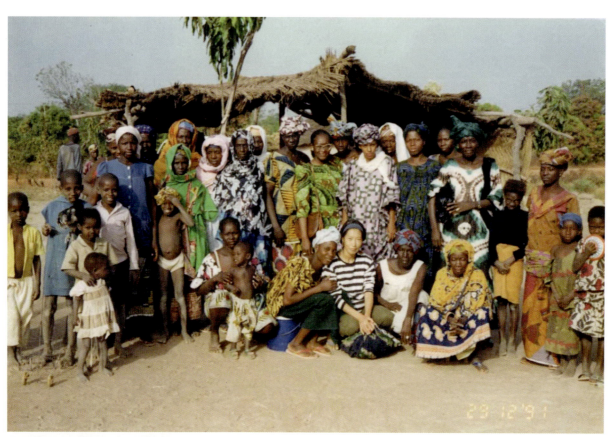

図2　村上さんを囲むクルラミニ村の村人たち

顧みられない現代病
NOMAは過去形の疾患ではない

　令和3年(2021)6月の某日、日本歯科医師会雑誌(第74巻2号)を流し読みしていた。〈世界で活躍する歯科医師〉シリーズの「世界保健機関(WHO)での経験」に目が止まった。文献に、中原泉・加藤譲治「NOMA(水癌)盛衰史」が挙がっていたのだ。私の論文が引用されることなど、滅多にないので意想外だった。

　著者は、WHOアフリカ地域事務所(AFRO)の口腔保健専門官の牧野由佳であった。彼女は新潟大学歯学部出身で、(1)アフリカ地域47カ国の口腔保健政策・戦略立案と実践支援、(2)水がん(noma)予防プロジェクトを担当している。

　浅学にして私は、WHOにNOMAを標的にしたチームがあることを知らなかった。そのプロジェクトに、日本人歯科医師が一人、加担していることに虚を突かれた。

　私たちの小論は、国立国会図書館サーチ公開によるCiNii(国立情報研究所)の研究論文データに、壊疽性潰瘍性口内炎の一臨床例である水癌の文献として、ただ1編収録されている。

　牧野論文は、「日本では欧米諸国同様、栄養・衛生状態の改善・予防接種や防菌剤の普及により、1970年代以降は水がんの報告例はありませんが」と小論を引用し、「水がんは現在もアフリカ地域を中心に報告されています」と記した。

　小論は、日本歯科医史学会々誌に発表したのだが、これには曲折した経緯がある。それは平成4年(1992)3月、横浜の三田昭太郎(37回卒)が、なぜか戦争直後の水癌患者の生々しい白黒写真と詳しい病歴記録を私に託したのだ。写真には、片頬が円形状に脱落して歯・口腔内が露出した悲惨な典型例が映っていた。

　面食らった私は持て余して、口腔外科学の加藤譲治教授に預けた。彼はすぐにNOMAの症例報告として、日本口腔外科学会雑誌の編集部に持ちこんだ。予想はしていたが、「古い疾患ですねえ」と紙屑のように一蹴されたという。加藤亡きあと、私はNOMAが全盛から衰微して消退する史実をまとめ、医学史論文として日本歯科医史学会々誌(第21巻2号)に投稿し、平成7年(1995)12月に掲載された。とにかく、三田も加藤も私も、このような業病と恐れられた病いがあったことを、記録に残さなければならない、という使命感に駆られていたのだ。

　実に、昭和40年代後半には、口腔外科学書にはNOMAに遭遇する機会は殆んどなくなったと記され、昭和46年(1971)の成書には、その記述はわずか8行にとどまった。すでにNOMAは、消滅した過去の疾患として位置づけられていた。

　私は、口腔外科医に倣って、小論に次のように結論づけた。「この魔の疾患は、(1)栄養状態の改善、(2)予防接種の普及、(3)抗生物質の普遍により、昭和20年以降激減し、過去形の疾患へと衰退した」。

　この結論から26年たって、牧野論文に狭量と認識不足を指摘され、私は痛く羞じた。牧野は、「抗菌剤投与などで進行を防ぐことができますが、未介入の場合、10人中の9人が亡くなってしまうと言われています」と説いた。

　WHOは2022年(令和4年)12月、NOMAはサハラ以南のアフリカが主な発症地で、アメリカやアジア等にも症例が報告されているとし、1998

年(平成10年)から年間14万人が発症し、致死率は90％であると発表した。AFROでは現在、西アフリカ10カ国を対象として、地域水癌予防・管理プログラムを実施している。

さらにWHOは、翌2023年(令和5年)12月に、顧みられない熱帯病(Neglected Tropical Diseases・NTDs)にNOMAを認定し、NTDsの公式リストに列ねた。同リストには、21の疾患・疾患群が挙げられている。

斯く、NOMAは日本では忘れられた過去形の疾患であるが、世界を俯瞰すれば、紛れもなく今も人類を脅かす現代病なのである。由って、私どもは、目先に捕らわれた軽率を戒め、「わが国ではNOMAは過去形の疾患とみなされているが、アフリカ地域を中心に……」と、注釈を付けて書き改めなければならない。

総会から学術大会への変貌
第24回日本歯科医学会学術大会

コロナが来襲した！

　座談会でも述べましたが、私は、第18回日本歯科医学会総会を主管しました。この総会は、オリンピックと同じく4年ごとに開催することから、メインテーマを、「デンタル・オリンピア'95」としました。副テーマは、次世紀まで5年でしたので、「21世紀の歯科医療」としました。オリンピックとは関係ない／21世紀は第19回を先取りした、と不評でした。

　このたびの第24回は、東京五輪の開催年と重なったため、学会は早々に1年延期を決定しました。ところが、まったく想定外の新型コロナウイルス感染症が襲来し、五輪も1年延期されてしまいました。

　1920年（大正9年）のアントワープ五輪の時、スペイン風邪が猛威をふるったそうです。それから100年後に、パンデミック感染症は再びオリンピックを容赦なく直撃したのです。学会は、コロナに対応して、総会のプランを根本から見直さざるを得ない事態になりました。

個性派の住友学会長

　私は、住友雅人学会長とは長い付き合いです。彼が優れたアイデアマンであり、巧みなオルガナイザーであり、駄ジャレのアジテーターであることを知っています。秀でた有言実行の人であります。彼を中核として有能な役員の方々が、総会を従来とは異なるスタイルに改革することを試みました。

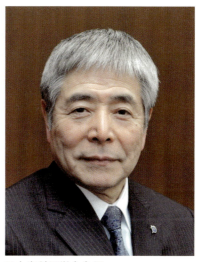

日本歯科医学会会長
日本歯科医学会連合理事長　住友雅人

　それは、前回まで歯科大学が主管校となっていた総会を、学会長を会頭として、日本歯科医師会と日本歯科医学会が主体性をもって主催するように抜本的に改めました。傘下の専門分科会・認定分科会と各地区歯科医師会が参画し、さらに学会の関連団体の日本歯科医学会連合と連携し、併せて専門分科会や認定分科会を併催します。一般演題はすべてポスター発表とし、他のプログラムは公募することとしました。

総会から学術大会へ

　これに伴って、従来の総会の名称を、学術団体の集まりという性格をより的確に表現する「学術大会」に改称したのです。今回のメインテーマは、「逆転の発想──歯科界2040年への挑戦」と謳い、20年後の近未来に向けて、歯科の創生と

いうイノベーションのロードマップを描きました。それは、今後の20年間を第1期から3期に分けて、健康寿命の延伸をパワーアップさせる、という深遠なプランでした。

　前後しますが、それが2020年（令和2年）1月、コロナという兇悪な伏兵の奇襲に、学会も全面的なコロナ対応を迫られたのです。学術大会の改革の基本は変えず、コロナの状況により現場開催とオンライン開催を併用する方式の検討を余儀なくされました。しかしながら、最終的に開催形式は、予測できないコロナに左右されずに大会準備を進められる全オンラインを決断しました。

　あくまで、コロナに関わりなく、2021年9月23日から25日にライブ配信、26日から10月31日までオンデマンド配信としました。これにより会員は、全プログラムを視聴できることになりました。

ニューノーマルの命題

　このように、図らずもコロナ対策を切っかけにして、学術大会は自他共に転機を迎えました。住友学会長の学術大会の革新的なニューノーマル（新様式）が、一挙に促進されたといってよいでしょう。

　私共は、コロナ下においてオンラインの利便性を知り、現場・対面の愛しさを味わいました。必ず戻ってくるコロナ後の世界に、私共はどのように対処したらよいのか。オンライン方式の短所が、現場と対面の臨場感の欠如にあることは分かっています。残念ながら、それは私共の活動の充足感を満たしてはくれません。20年後までに学術大会は5回を数えます。学会は、コロナの最中から、ニューノーマルを如何に実現するか、という命題を課せられているのです。

第IV章

コロナ後、授業はどうなるのか ……………………………… 102

養老名誉教授と記憶力 ……………………………………… 104

樋口輝雄君　本学の生き字引だった ………………………… 106

『常用歯科辞典』の半世紀 …………………………………… 107

チンギス・カンの末裔Amar ………………………………… 113

過剰と過少のジレンマ　歯科医師数の医政力学 …………… 116

なぜ高橋英登先生を推すのか ………………………………… 117

歯科の波だつ潮流30年 ……………………………………… 118

イスラエルのAdiとAdam …………………………………… 120

嗚呼！　東京医科歯科大学　東京大学との因縁を省みる ……… 122

歴史は繰り返す ……………………………………………… 128

コロナ後、授業はどうなるのか

　令和2年(2020)2月1日の入学試験は、例年通り挙行された。そのあと、3月4日・6日の卒業式は、卒業生のみ出席し、簡略化した式典は25分で閉式した。学長告示も省いたので、たまりかねて私は一言を告げた。
　「人生には三つの坂がある。上り坂、下り坂、そしてまさかという坂である」。
　つづく新年度の入学式は、本学史上初めて中止となった。
　この2月から4月へかけて、私共は新型コロナウイルスという未知の来襲への対応に追われた。たとえ過度であっても、先手を打つのが危機管理の鉄則である。12年前のブタインフルエンザでは、本学は逸早く海外出張を止め、5月連休の1日を休校にした。同感染症は程なく終息したが、このたびの新型コロナは、まったく異なる様相を呈していた。私は、暗いトンネルに入ったような気分だった。
　入学式もないままに新入生は自宅待機となり、教員とも同級生とも顔を合わせることはなかった。おぼつかないままに、授業は4月中旬からオンラインで始められた。
　実は私は、20年つとめた学長職を任期満了により3月末に退任していた。教学の陣頭指揮は、藤井一維新学長がとる。すでに教育環境と教育方法は一変し、両学部とも対面できない遠隔授業を懸命に模索し試行していた。
　そこには、オンライン、ウェブ、ズーム、リモート等のトレンディなカタカナ用語が飛びかっていた。私にはそれらの言葉の定義も定かでなく、知ったか振りをする他なかった。メカに弱い私には、この非常事態の教学の舵取りは不適任と自認した。
　このトンネルは、予想以上に長いトンネルだった。テレビ会議は平素から活用していたが、学内外の会議は、ズーム接続のウェブ会議となった。主催者も参加者も、自宅等でパソコンをあやつり、会場に出向く必要はなくなった。9月の第24回日本歯科医学会学術大会（住友雅人会頭）は、オンライン開催となり、ライブ配信とオンデマンド配信をする。
　肝心のオンライン授業はどうか？
　講義を担当する客員教授の一人は、次のように語った。「はじめは困惑して、放送大学の通信講座を聴いて研究した。対面授業のお喋りや居眠りはなくなり、学生はひとりパソコンに向かうので、むしろ学習の効果はあるように思う。試験の結果は、昨年より数点上がった」。
　また、業界紙のコラムには、「コロナ対策で行われたオンライン授業は、短期的な教育効果は高い」とあった。その理由として、教員は余談ぬきで必要なことだけを集中的に教授する／ウェブ画面がそのままノートとして記録されるので、復習しやすい／部活や飲み会、登・下校時間がなくなった等。
　一方、オンライン授業の欠点は、画面を通しての対応は一方的で、集中力を欠き粗雑になりやすい／教員や同級生との生のコミュニケーションが満たされないので、どうにも物足りない／紙媒体の教材が疎かにされがちだ／病院の臨床実習はもとより、基礎的実習の実技やトレーニングが難かしい等。

ともかく、ま坂のコロナは、否応なくオンライン化という教育システムの改編を促進させた。私共はオンライン授業の利便さを知った。また対面授業への恋しさを味わった。果たして、コロナ後の授業はどうなるのだろうか？

まだコロナ後を語るのは早すぎると、お叱りを受けるかもしれない。私共は、まだ先行きの見えないトンネルを歩いている。私には「出口のないトンネルはない」と、励ましにもならない鼻白（はなじろ）むような慰めを言うことしかできない。

養老名誉教授と記憶力

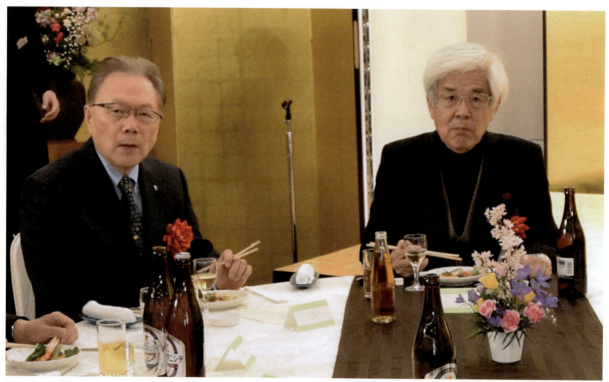

図1　中原は猫嫌い虫嫌い、共通点は鎌倉生まれ

　私の隣の席は、あの養老孟司であった。

　平成31年（2019）3月28日、新潟市の新潟グランドホテルで、第124回日本解剖学会総会の懇親会。新潟生命歯学部の影山幾男教授が主管する大学会である。

　私は、平成7年（1995）11月に第18回日本歯科医学会総会を主管した。その開会講演の3氏の一人に、養老氏を依頼した。当時、彼は東京大学を退官した名誉教授で、今年で450万部を売った超ロングセラー『バカの壁』を出版するのは、その8年後になる（図1）。

　夕宴がはじまると、私は養老氏に自己紹介したあと、ためらいがちに「24年前に日本歯科医学会総会で、先生に開会講演をお願いしました」と話しかけた。ためらったのは、数知れない講演を重ねている彼が、四半世紀も前の歯科学会など記憶していないだろう、と思ったからだ。それでも、養老孟司は東大始まって以来の記憶力の持ち主、と仄聞していたので、試してやろうという下心もあった。

　「あ～、覚えてますよ」、彼は、衒いもなくアッサリと返した。忘れてないんだ！　と私は感服した。つづけて彼は、「あのときは人気作家の……私と同い年の……」と口ごもった。

　つられて私も、「え～、もう一人はタレントの……」と言いかけて、三人目の白衣の漫談家の芸名がでてこない。ふたりは、名前を思いだせぬまますうつむいて口をつぐんだ。

　馳走をつまみながら5分ほどして、ふたりはほとんど同時に、「五木寛之」「ケーシー高峰！」と声をあげた。そして顔を見合わせて、破顔一笑した。このとき養老82歳、中原78歳（図2）。

記憶力の弱い私は、東大随一の博覧強記の大先生も、（失礼ながら）凡人と同じように物忘れするんだと、脳の記憶センター海馬のタイムロスに安堵(あんど)した。

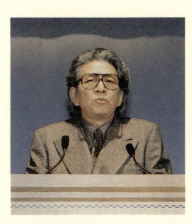
▲開会講演1
五木寛之氏（作家）

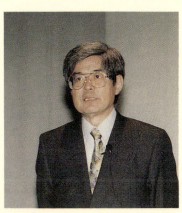
▲開会講演2
養老孟司前東京大学教授

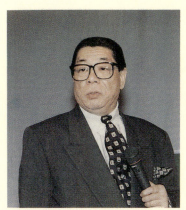
▲開会講演3
ケーシー高峰氏（俳優）

図2　五木寛之、養老孟司、ケーシー高峰（『第18回日本歯科医学会総会記録』1996年）

樋口輝雄君　本学の生き字引だった

　樋口輝雄君は、平成9年（1997）3月、47歳のとき東京から新潟歯学部に就職しました。私は、彼が青山学院大学を卒業して、一世出版㈱に入社したとき以来の長い付き合いでした。

　彼は、稀にみるシャイな、寡黙で社交下手な人でした。けれども私は、彼が緻密な粘り強い努力家であることを知っていました。彼は、医の博物館の事務長兼大学新聞の編集委員となりました。当初、私が新聞編集の手ほどきをしましたが、彼はじきに要領を呑みこみました。2年後には、独り通信教育で学芸員の資格を取りました。

　彼に一を頼むと、旬日にして五倍の報告が返ってきました。そのスピード感ある実行力から、私は彼を"名探偵"とあだ名しました。

　じきに彼は、日本歯科医史学会、日本医史学会に入会し、医学史を中核とした史学分野の調査に没頭しました。その飽くなき探求心は所を得て本領を発揮し、次々に未開拓の珠玉の研究を発表しました。

　史学研究は、埋もれた史実に日を当てる地道な根気のいる仕事です。国立公文書館などを丹念に執拗に探索する彼の手法は、両学会の研究者たちを驚かせ、みな争って彼に助力を求めました。彼は驕ることなく快く応じて、期待を上回る回答を送り、アーカイブスの第一人者と目されました。

　彼が学内で注目されたのは、本学創立100周年に際し、校友会本部の優秀なメンバーを支えて、歯科の歴史を塗りかえる史書『考証　中原市五郎史伝』の編纂に助力したことでした。彼は、創立110周年記念誌の編集も支援し、さらに来る120

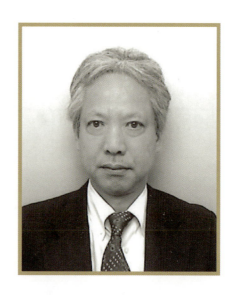

周年をも視野に入れていました。史学にとどまらず彼は、本学のオールラウンドの生き字引でした。

　その樋口君は、60代半ばから肺疾患に悩まされ、手術・入院を繰りかえしました。平成27年（2015）の定年退職後も嘱託（参与）として、酸素吸入器をかかえながら変わりなく日勤しました。私は、重い病いに弱音一つ吐かない我慢強さに、幾たびも粛然とさせられました。

　実に、奥様敬子さんとはおしどり夫婦で、学会に同伴するほどの仲でした。彼は飲むと一変して陽気になり、満面笑みの冗舌にジョークを連発して、座の主役となるのが常でした。

　71歳で亡くなる令和3年（2021）8月30日の3日前、病室から「さきほど校友文庫のデータを送信しました」が、私への最後のメールでした。

　好かれ頼られて樋口君、みなさん途方に暮れていますよ。合掌。

『常用歯科辞典』の半世紀

第1版（昭和45年〈1970〉）

　昨年（令和4年〈2022〉）6月に医歯薬出版㈱より、『常用歯科辞典』の第4版の第6刷を増刷する、とのメールがあった。今年（令和5年）2月に、その第6刷の同版が届いた。

　私が卒業した昭和40年（1965）当時、斯界に歯科の辞書は1冊しかなかった。それは東京医科歯科大学の教授陣を総動員した、著者代表長尾 優の『歯学事典』（永末書店刊）であった。昭和33年（1958）に出版された同事典は、大冊すぎて持ち歩けない、内容が専門に偏っていて難解すぎる、学生には8,000円と高価すぎる、と私は常々不満を抱いていた。

　昭和44年（1969）晩春、私の反骨が同事典とは違う簡便な辞書が必要だと、にわかに思い立った。いかにも無謀であったが、私にはそれなりの自信があった。というのは、本学学生による『歯科用語集』が、10年かかって昭和43年（1968）12月に出版されたのだ。第6期編集長の丹羽源男が、10期までの部員を引率して、斯界初の歯科用語集を世にだしたのだ。私は、第2期の編集長をつとめ、出版まで顧問として指導した。

　この『歯科用語集』のOBで、大学に残っていた助手や大学院生に呼びかけた。私は、卒直後の臨床医（今でいう臨床研修医）に焦点を当てて、彼らが活用できる簡便で手頃な辞書をつくりたい、と説いてまわった。私の着想に呼応して、各専門の16名があつまった。最年長は鴨井久一（52回卒）、最年少は丹羽源男（58回卒）で、気がつけば私の同級生（54回卒）を9名も誘っていた。

　逸早く、この新企画を耳にした医歯薬出版取締役の清水 豊が、出版を引きうけると確約した。彼は自社から、永末書店の『歯学事典』に対抗する辞書を出したかったのだ。

　私は、医学と対峙する歯学ではなく、あくまで医学の一分野であるから、書名は「歯科」にするとした。清水は、事典ではなく「辞典」にすると決めた。私は、東医歯大教授陣を向い風にする清水さんは豪胆だな、と舌を巻いた。実は私のほうは、横綱と小結の勝負だなあとビビッていたのだ。担当の編集者に、壮年の中務進一郎が付いた。

　昭和44年（1969）9月に編纂に着手した。

　まず、各自が専門科目の常用用語を選択し選定する。次に出そろった全科目の用語に過不足の偏りがないかを点検し、全科のバランスを整える。そのうえで、各科目とも1用語を150〜350字で平易に明解に解説する。主要な用語の字数はふえるが、350字を上限とした。必要に応じて適宜な写真・図表を付する。

　ある日、早稲田通りの純喫茶店から、同級の編集委員の中上喜久男が、小脇に専門書をかかえて出てきた。私たちは、通り越しに暗黙の相槌を送った。今でいうアラサーは、やってるぜ！ などとヤボな気勢はあげない。

　全科目の用語の原稿は、7カ月後にあつまった。当時、原稿は辞典専用の罫線を引いた、原稿用紙の半サイズの厚いカードにペンで手書きした。

　私たちは、カードをギッシリ詰めこんだ大きな段ボールを、医歯薬出版に渡した。彼らは、いそいそと雑多な手書き原稿をチェックし、活版印刷へ送っていく。

翌年には、初校の校正刷りがではじめる。私たちは、大学近くの旅館「聖冨荘」（今の角川書店本社の前辺り）の一部屋を、2日間昼夜借り切った。そこへ大学から各自、都合の良い時間に部屋にいく。2脚の長テーブルの上に、校正刷りが所狭しと並べてある。端から自分の用語を探して、赤エンピツを走らせる。現在のワープロとちがって、活版の植字誤植は少なくない。

16人が早朝から深夜まで、入れ代わり立ち代わり、テーブルを舐めるようにして初校に目を通す。校正刷りを汚さないように、休憩の茶やコーラは床の間に並べてある。バイト疲れか、古畳に大の字で高鼾をかく者もいる。

初校が終わる頃、私は、歯学部図書館長の橋本健吉に、表紙のデザインを依頼した。彼は、北園克衛という知られた詩人であったが、学内ではいつも苦虫を嚙みつぶしていた。

彼は、早々にシュールなイラストを突きだすと、「もう画かないよ」と私に釘をさした。ハイと神妙に受けとったが、内心、辞典のイメージに合わないと思った。

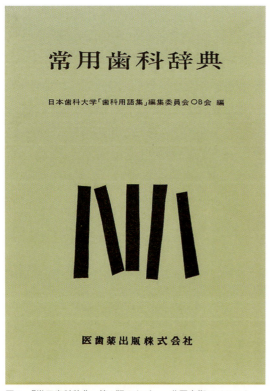

図1　『常用歯科辞典』第1版のカバー、北園克衛のイラスト

ともかく表紙のデザインができたので、私たちは、ハンディな入門書、簡便な手引書を表現しようと、書名に「常用」を冠した。

斯くして、昭和45年（1970）10月、『常用歯科辞典』の第1版が出版された。並製箱入りのB6判、660ページ、定価4,800円。中原　實学長の推薦の辞をえて、科目数16科、用語数3,670語を収録した（図1）。

スタートから出版まで1年、という短期間での刊行だった。私たちは、互いに遅れまいと必死だったので、早いとも短いとも実感がなかった。医歯薬出版は新進気鋭の集中力と喜んだが、私は、浅学非才の身の程知らずと忸怩たる思いがあった。ところが、思いがけず斯界の2冊目の辞書は、すこぶる好評であった。

第2版（昭和51年〈1976〉）

昭和40年代後半の歯科医学・歯科医療の進展はめざましかった。メタルボンド・ポーセレン、コンポジット・レジン、ダイレクト・ボンディング等々……。この学問のスピードを、辞典に反映しなければならない。それが辞典編纂者の責務であり、宿命であることを初めて思い知らされた。

この時期に、私の身にも否応なしに転機があり、昭和47年（1972）4月に新設の新潟歯学部に転勤になった。開校業務のかたわら、第2版の出版に迫られた。私は、少壮の教授・助教授を中心に、東京と新潟のメンバー18名を編成した。

昭和49年（1974）7月より、第2版の新版編纂に着手した。

私たちは今回、本格的な歯科医学用語辞典をめざして、歯科に関わる概論歴史から隣接医学までを網羅した。この4年間で、消えていく用語、新たに加わる用語の取捨選択に難渋した。半年や1年の視野、一分野の視点では、さざ波ほどに感じなかった変化が、4年におよぶ全体像として俯瞰すると、学問のうねりに粛然とさせられた。

私たちは、9カ月で脱稿し、段ボール5箱を医

歯薬出版に車でドサリ、ドサリと運んだ。

　まだ新幹線は通らなかったので、東京と新潟に分かれて、初校を赤のボールペンを握って校正した。

　新潟では、大学に近い文京町の「サクラメントホテル」の一部屋を借りた。名前は洋風だが、小さな古びた旅館だ。こもごも校正中、某教授が「オーイ、印刷屋さん」と医歯薬出版の中務を呼びつけた。私は、血相をかえて先輩教授を睨（にら）みつけた。印刷屋の丁稚（でっち）と出版社の編集者の区別もつかないのか。

　私は、中務の宿を市内ホテルから、郊外の岩室温泉に移した。その夜、中務、私、丹羽は、鄙（ひな）びた旅館の露天の湯につかって談笑した。

　昭和51年（1976）2月、第1版から6年後に第2版は新書を強調して書名を『新常用歯科辞典』と改題して出版された。極上箱入りの大きいA5判で、いかにも辞典にふさわしい装丁である。200ページふえて860ページ、科目数18科、前版より2,300語多い6,000語を収録した。

　私は、早く新潟の編集委員に届けたいと急いだ。当時はまだ、クロネコヤマトの宅急便はない。そこで丈夫な紙袋2ケに5冊ずつ、重い！　東京駅のホームをよろけながら上越線に倒れこんだ。挽（も）げそうな両腕を撫でながら、この重さが辞典の価値だと独りうそぶいた。

　この頃、私は初めて眼鏡をかけた。校正の遣りすぎで、一遍に視力が落ちたのだ。当時の太い鼈（べっ）甲（こう）のフレームが業腹（ごうはら）だったので、清水に「眼鏡代、払ってくださいよ」と、笑い目で文句をつけた。元警察官という彼は、ニコリともしない。

　幸い、第2版は好個の歯科辞典として広読され、平成10年（1998）までの23年間に、26刷11万部を数えるロングセラーとなった。

第3版（平成11年〈1999〉）

　第2版をだしてから、私は辞典から解放されていた。10年を超えると、内心、そわそわしはじめたが、そっぽを向いていた。15年頃から、医歯薬出版の編集部長の米川征英が、もうそろそろと陰に陽に督促する。

　あの校正刷りの列を思いだすと身震いし、眼鏡の度数が作業の辛酸を思いださせる。私は、フランクな米川の説得に、耳をふさいで逃げまわった。20年を過ぎると、さすがに米川の語気が迫ってきて、もう逃げ切れなかった。

　私は、東京と新潟の教授26名に声をかけた。編集委員は、第1版からのベテランと新人が混在していた。両学部は同じ学内だから、みな知った仲だった。医歯薬出版の担当編集者は、中務が独

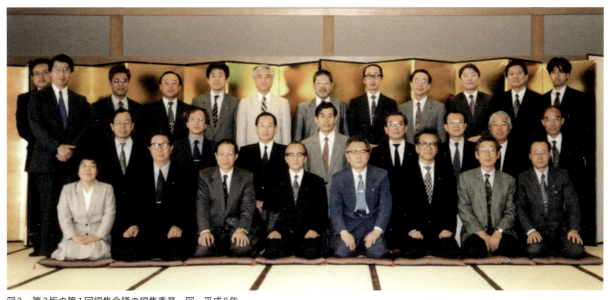

図2　第3版の第1回編集会議の編集委員一同　平成8年

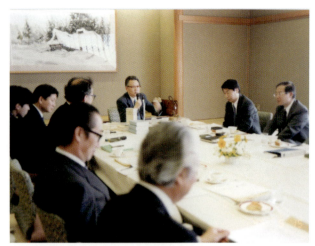
図3　第3版の第1回編集会議　平成8年

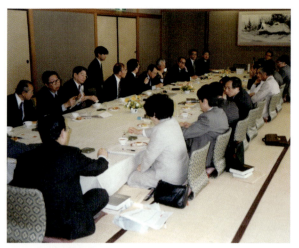
図4　第3版の編集会議　平成8年

立してデンタル・フォーラム社を興したので、穏やかで粘り強い長田崇道が付いた。

　平成8年（1996）5月15日、「新潟グランドホテル」会議室で、第3版の第1回編集委員会をひらいた。5年前に上越新幹線が全通したので、編集委員全員が顔をそろえた。私は、第2版から20年目の新版着手であり、好評だった前版に増して、歯科医師の座右の書となる辞典をつくろうと説いた（図2）。

　実は、永末書店の事典は、昭和60年（1985）に『新歯学大事典』と書名を改めて出版されていた。私たちは、この11年前の大冊に対抗心を燃やした（同事典は、この第2版を以って絶版となった）（図3, 4）。

　会議中、編集委員の前多一雄が腹鳴ひどく退席した。彼は7カ月後、大腸がんのため56歳で亡くなった。

　第2版は段ボール5箱であったのに、今回はコンピューター時代に入っていた。往時の難渋は霧散し、信じられないスピード、利便さ、正確さでコンピューター処理され、私たちの作業は必要最小限にとどまった。私はあまりの差異に呆然と

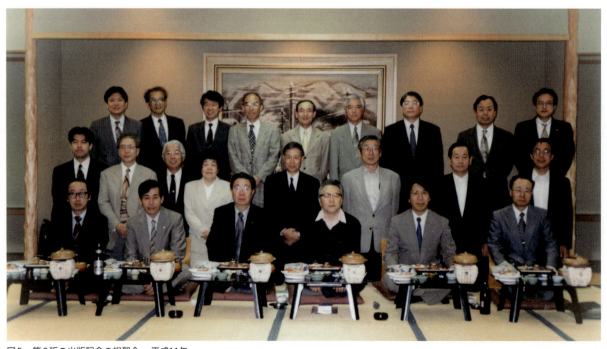
図5　第3版の出版記念の祝賀会　平成11年

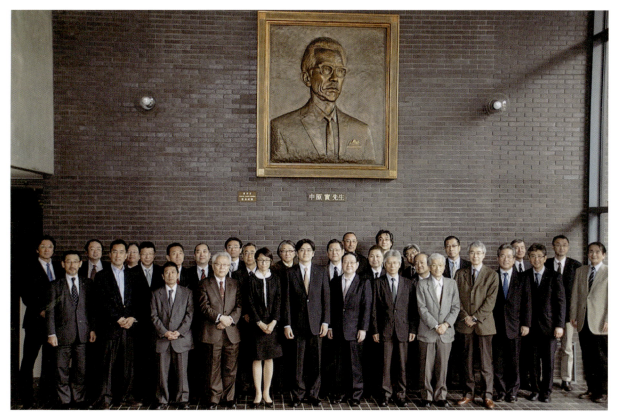

図6　第4版の第1回編集会議の編集委員一同　平成25年

し、これならもっと早く着手すれば良かった、と悔やんだ。

　編集委員は、自分のパソコンに打った原稿を、医歯薬出版の担当者のアドレスに送付する。それを担当者は点検し、写図があればレイアウトする。そのうえでメイン・アドレスに入稿すると、自動的に五十音順に配列される。各科目の入稿原稿が次々に追加されて、最終的に全用語が配列される。見出し語数やページ数も算出できる。

　だが、情報処理がデジタル化されても、基本の原稿執筆の作業は同じなので、出版までに3年を要した。

　第3版は、平成11年（1999）4月に出版された。前版より24年経っており、ひとえに私の怠慢ですと平謝りだ（図5）。

　第2版と同じA5判で、ブルーカラーの洒落た箱入りに、レザーの表紙、本文は薄いアート紙で1,410ページある。紙質がアート紙なので、本の厚さは前版とほぼ同じである。科目数は28科で、用語数は前版の4割増の8,200語になった。

読者のニーズに応えてCD化し、紙媒体にCD-ROMを附属した。

　今回は、本辞典の印税をはたいて、日刊紙の朝日新聞の1面に広告を載せた。歯科出版物では、初めての全国紙広告であった。

第4版（平成28年〈2016〉）

　第3版のときの痛い教訓があるので、私は、14年経った平成25年（2013）に入って、新版の準備をはじめた。

　編集委員は、両学部の教授33名で、本学は2学部あるので、これまでも本学の専任だけでチームを編成できた。今回は私（54回卒）が最年長で、70回卒前後に若返り、88回卒が最年少だった。第1版から残っている委員は、私一人になった。第3版まで私が編集代表をつとめたが、第4版では私と藤井一維（77回卒）が共同代表者となった。医歯薬出版の担当は、石飛あかねが付いた。

　平成25年（2013）4月7日、第1回編集会議が

新潟歯学部でひらかれた。私は、新人が多かったので、初版以来の編集方針を踏襲し、知識欲の旺盛な臨床研修歯科医のレベルに焦点をあてて、平易かつ明解な解説をお願いしたいと、改めて主旨を説明した（図6）。

私の作業は、もっぱら初校の校閲であった。代わりに藤井は毎週、本駒込の医歯薬出版に通いつめた。石飛と息が合って、デジタル化された細密な作業を丹念に的確にこなした。とはいえ、深夜におよぶ難儀な業務の連続だった。

後半になると私は、藤井たちが処理した最終校となる再校の、語句のてにをは、句読点のチェックをする。「えぇっ、再校また読むんですか!?」と、初参加の藤井は呆れ顔した。私は、第1版から初校と終校の全ページを読み通してきた。今回も、2回合わせて7,288ページをみる。プリントアウトした再校が、紙袋に束ねて送られてきて、私の机に重なっていく。当然、アナログだから時間がかかる。

担当の石飛は、上司と私の板挟みになっていたが、彼女は私を急かせることはなかった。とにかく私は、焦らず急がず通常のペースで進める他ないのだ。痺れを切らして、医歯薬出版取締役が新潟まで督促にきた。「なんとか新学期に間に合わせたいんですが……」と言う。私の校閲を途中で止めろというのか、と私は頑として肯かなかった。

そんな私の所為もあって、編纂着手から3年を要したが、医歯薬出版のスケジュール通り、なんとか新年度に間に合った。

平成28年（2016）3月、前版の『新常用歯科辞典』の"新"を外して、『常用歯科辞典』第4版は出版された。

前版と同じ判型で、同じく美麗な箱入り、レザー表紙、本文はアート紙の1,822ページ。科目数は39科で、用語数は前版より1,166語増えて9,366語であった。定価1万5,000円（図7）。

斯くして、第4版は第3版から17年後、第1版から46年後に出版され、今では優に半世紀を超えている。次の第5版はAI時代であろうか、第4版から15年ほど経ったら、編集代表は、編纂計画を樹てねばならないだろう。

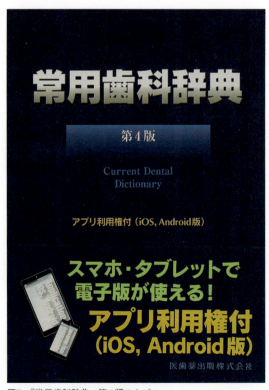

図7 『常用歯科辞典』第4版のカバー

チンギス・カンの末裔Amar

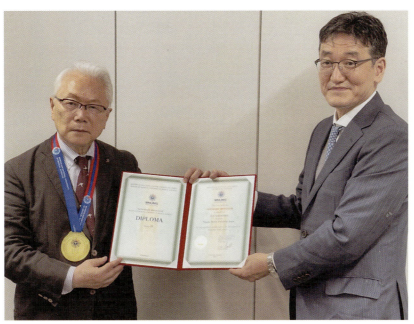

図1　アマルより名誉教授の称号記をうける中原

　久しぶりにアマルサイハン（B. Amarsaikhan）に会った。令和4年（2022）8月1日、彼は、私に名誉教授の称号記を授与するために、モンゴル国から富士見町に来校したのだ。授与は4年前に決まっていたのだが、コロナ騒ぎで来日できなかったという。

　彼は現在、姉妹校のモンゴル国立医科大学の第一副学長であった。備わった貫禄を柔和に包んでいたが、Sen、Amarとよびあう親しい間柄である。本館工事中のため仮理事長室で、名誉教授の称号記とメダルを授与された。藤井一維学長、新潟生命歯学部の影山幾男教授が同席した（図1）。

　私は、平成17年（2005）8月初旬、モンゴル国唯一の歯学部と姉妹校調印のため、首都ウランバートルを訪れた（極寒の地なので、夏を選んだ）。彼らは、チンギス・カンの末裔という誇り高い民族だ（図2、図3）。

　実は、この渡モには、もう一つの目的があった。私は、影山助教授（解剖学）、石川富士郎客員教授（矯正学）ら7名で、モンゴル・日本歯科人類学共同研究プロジェクトを編成していた。ロシアのバイカル湖周辺（元はモンゴル領）が、日本人のルーツというのが定説であった。そこで、モンゴル人と日本人の歯顎顔面の人類学的な比較を企画した。

　ところが、当時、トップ校のモンゴル国立医科大学には、顔面全顎を撮影するX線装置がなかった。私たちは、㈱モリタから中古のパノラマ・セファロX線撮影装置一式を譲りうけ、それを解体して空輸した。

　同じ飛行機便に乗せたのだが、やはり税関で怪しまれてストップを食らった。Amarの口添えも空しく、影山が医療機器の説明に四苦八苦し、許可されるのに半日かかった。漸う、暮れかかった歯学部病院に運びこんだ。翌日から、同行したモリタの藤原氏が、大小の解体部品の整備に取りかかった。先年、横綱の朝青龍が医学部病院に寄贈したCT装置は、故障したまま埃をかぶっているという。

　異例の装置が稼働する日、同大学の学長、医学

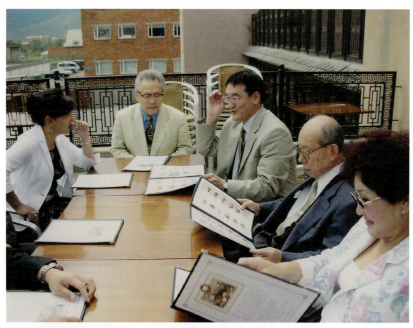

図2　姉妹校調印後、ウランバートル市内の屋上レストランで昼食

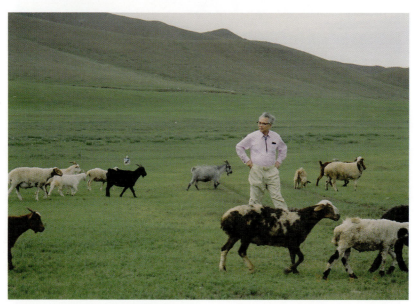

図3　モンゴル大平原で羊の群れを眺める中原

部長、病院長はじめ、医歯学部の教授方が入れ替り立ち替り見学にみえた。初めてみる日本からの近代医療機器……回転方式の断層撮影に目を見張った。

この装置の導入により、Amarsaikhan歯学部長の評価が一挙に高まった。

というのは当時、社会主義国だったモンゴルが民主化してから15年足らずで、まさに時代の変わり目、世代交代の時機であった。

私たちの渡モ前年に、Amarは38歳にして歯学部長に就いた。モンゴル歯科医師会長も兼ねていた。革新の先頭に立つ彼は、学内外の旧体制の先輩たちの反目と反抗を一身にうけた。その新旧のせめぎ合いが感じとれたが、私たちは、どちらにも親しい朋友(ほうゆう)として振る舞った。

診療の合間に、募集に応じた20代の歯学部学生たちを撮影した。鮮やかな全顎写真をもらって、彼らは跳びあがって喜んだ。その撮影したフィルムを次々と、東京の歯科矯正学講座の同装置に転送した。

低層ホテルへの帰り道、新潟へ携帯電話すると、（ガラ携なのに）まるで隣の家から聞こえてくるような声だった。途中マンホールの蓋（ふた）がなく、危うく跳びこえた。自動車は少なかったが、今朝から横断歩道の信号機が止まって点滅しない。帰国するまで数日間、マンホールも信号機もそのままだった。チンギス・カンの末裔の国は、インフラは貧しかった。

　それから17年、今年（2022年）は日本とモンゴル国の国交樹立50周年という。今や首都ウランバートルには、高層ビルが建ちならび、渋滞する道路にはトヨタ・プリウスがあふれている。

　私たちは、本学近くのレストランに席を移した。

　現在、モンゴル国は人口約345万人、歯学部は5校で、すでに歯科医師の過剰が憂慮されているという。

　「あの時が始まりだったんですよ」。眼鏡に手をあてて、Amarは目をしばたいた。あのX線装置が、モンゴル歯科の起爆剤だったのか。私は「そうでしたか」と頷きながら、あれが彼の役に立ったのだと嬉しかった。

　Amarは込み上げるように、「今も使っていますよ！」と一声してテレ笑いした。もう17年も経っている……「そうですかあ！」と私は感嘆してみせながら、Amarらしい精一杯の世辞が胸に滲（し）みた。

　追って、私たちはモンゴル人240名の被験者と日本人を比較検討した。両者の顔面全顎の形態学的データは、まったく相違するところはなかった。

過剰と過少のジレンマ
歯科医師数の医政力学

　本学創立112周年記念日の平成30年（2018）6月1日、夕刻、安倍首相より総理公邸での夕食会に招待いただいた。出席者は、堀 憲郎会長はじめ日本歯科医師会の方々、高橋英登会長はじめ日本歯科医師連盟の方々、および本学から私、三代冬彦附属病院長、三ッ林裕巳副院長（衆議院議員）、口腔外科の小林隆太郎教授である。

　安倍首相は昨年（2018）2月から本学病院に通院されており、小林教授が担当している。

　さらに本年、平成31年（2019）4月2日の夕刻、再度、公邸の夕食会に参上した。新元号発表の翌日である。本学からは私、中原 貴副学長、三ッ林副院長、小林教授であった。主客の一人は、総理の主治医の小林教授で、彼への首相の謝意である。堀会長、高橋会長らは前回も今回も、食卓をかこんで首相と2時間余、親しく懇談した。

　実に私は、この公邸夕食会には隔世の感を覚えていた。というのは……

　半世紀前の昭和37年（1962）に、中原 實学長が日本歯科医師会会長に就任した。その2年後、時の厚生大臣は、中村英男代議士に日歯会長の人物像を訊ねた。中村氏は本学16回卒で、島根県選出の衆議院議員だった。彼は社会党の幹部であったが、「礼を尽せば、それに応える方ですよ」と助言した。

　すぐに厚相は、吉祥寺の中原邸を表敬訪問した。朝7時、学生だった私が、応接間にお茶出しをした。失礼ながら、この好々爺の村長さんのような人が、のちに総理大臣になるとは……鈴木善幸厚生大臣である。

　20分ほどして厚相を見送ると、中原会長は運動着に着替えて、日課の井の頭公園を一周するランニングにでかけた。私は、動じもせず何事もなかったような彼の所作に舌を巻いた。

　当時、歯科医師の総数は3万人であった。団体の長が面会できる政府高官は、団体の軽重によりランクがある。日歯会長が会えるのは厚生大臣止まりで、在任中、中原会長は総理大臣に面会する機会はなかった。

　それから30年余、歯科医師は10万人を数える。堀・高橋会長の努力もあり、時の首相と長時間親しく懇談し、「日歯広報」に首相と日歯会長の対談が載り、両会長は総理とのホットラインを有する。……3万と10万の較差は、正に隔世の感があるという所以である。

　医政というように、医療と政治は不可分の関係にある。団体の存在感と発言力の強弱は、その団体の絶対数がベースとなる。50年後には日本の総人口は9,000万人になるというが、人口減少により、いずれの団体も否応なく縮小していく。団体にとって絶対数の確保は、必須にして不可欠である。

　実際、現在数10万人といっても、就労数は9万人を切っているだろう。日本歯科医師会では、平成26年（2014）に20年後の適正数を8万人と推計した。適正数の判断は難しいが、あと10年後には実働8万を切るだろう。

　抑制と増強の力学が働く余裕もないほど、増えるのも早いが減るのも早い。歯科医師が多すぎても困るし、少なすぎても困るのだ。

　そこに、われわれのジレンマがある。

なぜ高橋英登先生を推すのか

　8年前の堀 憲郎新会長の時、長らくつづいた旧来の学閥の時代は終わりました。

　このたび私は、校友だからという理由で、高橋英登先生を推しているのではありません。彼が日本歯科医師会長として、もっとも相応しい人材であるから推しているのです。すなわち、今や人材の時代であります。

　とりわけ、現今の歯科界は、国民皆歯科健診、診療報酬改定、医療DX等、歯科医師の将来に関わる重大課題が山積しています。

　いわば、歯科界は平時ではなく、戦時であります。戦時には"戦時のリーダー"が求められます。それも、私心なく、剛直で、政治家と対等にわたりあえる人材が不可欠です。

　天性のコミュニケーターである高橋英登先生は、過去に居なかった卓越した医政家であり、おそらく将来も出ないであろう稀有の医政家であります。それは、彼の8年間の日本歯科医師連盟会長としての活動を顧みれば、一目瞭然です。私は、彼が日本歯科医師会長として、連盟会長に優る熱情と力量、抜群の行動力を存分に発揮すると信じて止みません。

　万々が一、われわれが高橋英登先生を新しい日歯の顔に押し上げなければ、この先、歯科界は計りしれない損失を蒙ることになると危惧します。

中原　泉
令和5年(2023)2月1日

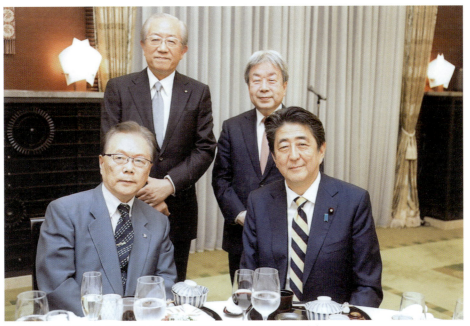

平成30年(2018)6月1日（日本歯科大学創立112周年記念日）、首相公邸夕食会。
安倍晋三首相、中原、後列の左・高橋英登日本歯科医師連盟会長、右・堀 憲郎日本歯科医師会会長

歯科の波だつ潮流30年

　昨今、世の中は30年で変わると思う。歯科の潮流も然りである。

　私どもの新潟病院に通院していた患者さんが、寝たきりになり困っているという。それなら往診してあげたら……と私はつぶやいた。それが、昭和62年（1987）のわが国初の在宅歯科往診ケアの始まりであった。まだ口腔ケアという認識はなかったが、チームはワゴン車に診療器械を乗せて市内を巡った。平成9年（1997）に、在宅歯科医療の診療報酬が新設され、一応ボランティアから脱した。

　そこへ平成16年（2004）に発生した新潟県中越地震。チームは被災地に3カ月間往復し、応急処置と口腔ケアに専念した。その年の中越地区の肺炎による死亡率が、震災にもかかわらず例年の半分に減少していた。地区の行政は、まだ歯科往診の効果とは明言しなかった。

　平成26年（2014）には、同チームは新潟病院の診療科として訪問歯科口腔ケア科になる。

　さらに平成30年（2018）には、県央の三条市にサテライトとして在宅ケア新潟クリニックを開院した。ユニットのない初の訪問歯科専門の診療所である。

　一方、厚生省と日本歯科医師会は、平成元年（1989）、歯の健康づくりの一環として8020運動を提唱した。この数字の標語が新鮮で平易で、患者国民に滲透していった。当初、80歳で20本など不可能だと失笑されたという。けれども27年後の平成28年（2016）には、目標とした50％を達成した。

　他方、平成11年（1999）、米山武義（68回卒）を代表とするワーキンググループが、英国誌『Lancet』に「Oral care and pneumonia」を発表した。この誤嚥性肺炎を予防する口腔ケアの実証研究が逆輸入され、まさに堤防をうがつ一穴となった。

　これを機に、一斉に口腔と全身病の関連性に注目があつまる。性悪な口腔内常在菌が方々の臓器にみつかる、周術期の口腔ケアの重要性が認識される等、歯周病と生活習慣病、メタボリックシンドローム、肥満等が、次々に解明されていった。

　かくして平成21年（2009）には、本学名誉教授の鴨井久一（52回卒）が、『口腔と全身疾患』を編著した。50余名の医歯系の共著者により、オーラルヘルスの重要性が強調された。口腔が引き金となる全身疾患として、糖尿病、誤嚥性肺炎、心冠動脈疾患、早産・低体重児出産、骨粗鬆症が挙げられた。

　その一方では平成24年（2012）、本学は教授の菊谷　武（77回卒）が主導して、東小金井駅前に口腔リハビリテーション多摩クリニックを開院した。高齢者や障害児の摂食・嚥下のリハビリを専門とするわが国初の診療所である。開院5年で全国から初診患者8,000名を数え、いかに切望されていた医療施設であるかを痛感した。

　この頃、五島朋幸（80回卒）は、新宿区内を自転車で在宅往診に走り、"ドクターごとうの訪問歯科"と独自の診療活動を切りひらく。彼は令和3年（2021）には、『死ぬまで噛んで食べる――誤嚥性肺炎を防ぐ12の鉄則』を出版した。

　他方、本学は平成27年（2015）に、緊急公開フォーラム「歯科と認知症」を開催し、口腔と認

知症との関連性を発信した。翌年には、同フォーラムをまとめて、歯科医師への啓発書となる『歯科と認知症』を出版する。

　平成30年（2018）には、新潟キャンパス内に初の認知症カフェ「Nカフェ・アングル」を開店し、認知症の介護者への支援をはじめた。あわせて、全学生に認知症サポーター養成講座をひらき、学生ボランティアを募る。

　同年、認知症専門医の長谷川嘉哉が、一般向きの『脳の老化を止めたければ歯を守りなさい』を出版し、医師の立場から認知症の予防のため口腔ケアの必要性を説いた。

　今や週刊誌や雑誌には、歯口腔の不調に起因する重大な病気は、胃がん、大腸がん、脳梗塞、心不全、糖尿病、肺炎、認知症――口腔の兆候を見分ければ命は救われる等と、おどろおどろしい見出しと記事があふれている。

　先駆けとなった米山武義は、平成29年（2017）の『肺炎は「口」で止められた！』についで、令和4年（2022）には、『口にかかわるすべての人のための誤嚥性肺炎予防』を出版し、口腔ケアと誤嚥性肺炎を総括した。

　この30年の歯科の波だつ潮流は、今更ながら「元々、人体には区切りはない」ということを教えている。

イスラエルのAdiとAdam

　令和5年（2023）10月7日、パレスチナ暫定自治区のガザから、突如、ハマスがイスラエルを攻撃した。イスラエルが激しい空爆で反攻し、両方の死者は数日で1,800人を超えた。イスラエル建国から75年、果てしなく繰りかえされる戦乱である。

　私（新潟歯学部長）は、昭和61年（1986）8月27日、歯学部の須賀昭一教授、新潟歯学部の小倉英夫助教授と共に、イスラエルのエルサレムに着いた。トップ校のヘブライ大学歯学部と、姉妹校の提携をするためだ。

　小高い丘の大学キャンパスの一角にある歯学部。玄関から奥へ廊下の両側の壁が、天井から床まで真鍮のプレートで埋まっていた。世界中から寄付をうけたユダヤ系の支援者のネームだった。

　Badri Azaz（バドリ・アザツ）歯学部長は、姉妹校調印のためだけに、「……ここまでいらしたのですか」と、涙をうかべて私の両手を握りしめた。彼は、アラブ系ユダヤ人であった。かたわらの長身の顎ひげのAdi Garfunkel（アディ・ガーフンケル）次期歯学部長は、東欧系だ。彼らは、私たちが東京から来校するかどうか、半信半疑だったようだ（図1）。

　応接間に通されると、Garfunkelは中東の空路を尋ねた。私たちはもっとも安全とされるスイス航空を選んだので、「快適でしたよ」と一笑した。彼らは、それが一番のルートです、と頷いた。実は、イスラエル行きは、チューリッヒ空港でも物々しい警戒と検査だった。

　私は、テルアビブ空港に着いたら、「『ようこそ、いらっしゃいました』と日本語の大看板に迎えられました」と話した。彼らもそれを知っていて、にわかに座が和らいだ（日本がGDP世界第2位の時代である）。

　実は、あのあと手荷物受取所でバッグの爆発物騒ぎがあって、胆を冷やしたのだが、それは黙っていた。

　Badriは、須賀教授のもとに、講師のDan Deutsch（ダン・ドゥチュ）が留学していることを謝した。肥満・好漢のDanは、エルサレム生ま

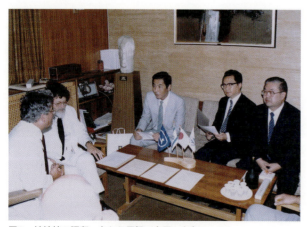

図1　姉妹校の調印。右から須賀、中原、小倉

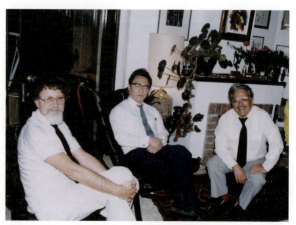

図2　Adi邸で夕宴のあと、左Adi、中原、右Badri

れのエルサレム育ちの生粋のユダヤ人であった。

　ソファに座り、すっかり打ちとけて姉妹校調印書にサインした。彼らは、ユダヤ系以外の大学との姉妹校の提携は初めてだったらしい。相手がフランクで実直な私たちだったので、戸惑うこともなかったようだ（図2）。

　旧約聖書のモーゼの時代に始まり、狭いエルサレムには三大宗教の聖地がある。中東の火薬庫といわれるイスラエルは、地中海に面した岩と砂だけの荒地である。

　翌年8月にBadriが来日し、私は上越新幹線で新潟へ同行した。東京駅をでると、彼は窓外に釘づけになった。次々と走りさる瑞々しい緑野が、彼には信じがたい光景だったらしい。私のすすめる車内販売の珈琲にも、気もそぞろだ。終点まで切れ目なくつづく緑の旅窓から、彼は目を離さなかった。隣席の私は、今更ながら日本の自然、日本の四季は有りがたい、と感じ入っていた（令和の四季は無残に揺らいでいるが……）。

　Adiは、1年後の昭和63年（1988）8月に、子息Adamを連れて新潟にみえた。Adamは18歳の一人っ子、父親似の長身でシャイな純真な青年、というよりもまだ少年だった。聞けば、国にもどると直ぐ3年間の兵役に就くという。中東情勢の切迫した中、Adiは兵役前の息子に、異国Nipponを観せてやりたかったのだと察した。Adamは父親と付かず離れず、青い目を輝かせて新潟市内や学内を巡った。

　偶然にも、中国四川省の姉妹校、中国最古の四川医学院（のちの華西医科大学）の王 大章口腔医学部長が、夫人と共に来新していた。王さんとAdiを夕宴に招くと、彼らは話が弾んで意気投合し、たがいにエルサレムと成都への訪問を約した。私は、成都にはAdamは行けないなあ、と思った（図3）。

　帰り際、私は車にAdamを乗せると、「Good luck! Adam」と声をあげてドアを閉めた。

　それから15年後、平成15年（2003）5月に、老けたAdiが、若い華やかな女性を伴って再度来新した。彼は、前夫人と離婚し再婚したと、ケロリとして新夫人を紹介した。私は前夫人と会っていたので、なんだハネムーンか、と内心腹立たしかった。Adamのことは忘れていなかった。彼の様子を聞きそびれていたら、新夫人が顔を曇らせて囁いた。私は一瞬、身震いして凍りついた。

　Adamは入隊すると、すぐにパレスチナとの前線に派遣された。幸い、そこは戦闘がある所ではなかった。双方、鉄条網越しに罵詈雑言を浴びせるうち、じきに顔馴染みになった。たがいに安いウイスキーを酌み交わすようになり、若いAdamは、誘われるままに幾度も杯を呷った。そこには、強いヘロインが仕込まれていた。

　現在、彼は軍病院に入院したまま、再起は望めないという。

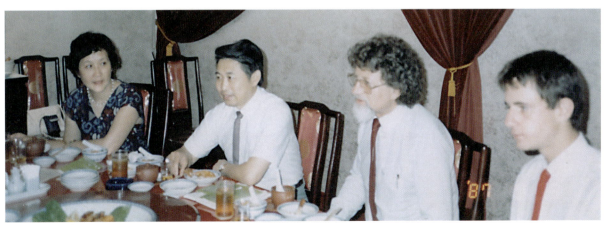

図3　左より王夫人、王さん、Adi、Adam

嗚呼！ 東京医科歯科大学
東京大学との因縁を省みる

東大に歯学部がない

　私は在学中から、なぜ東京大学に歯学部がないのか？と疑問を抱いていた。薬学部も獣医学科もあるのに、医学の一分科である歯学部は創られていない。

　東大に歯学部がないことによる世間の軽視感。その一方では、歯科は東大支配のない稀有な職域というリベラル感がある。

　東大が今後、自前の歯学部を設置することはありえない。東大が他の歯学部を統合（合併）するとすれば、それは東京医科歯科大学しかないと思っていた。

　ところが、その東京医科歯科大学が昨年（2022）10月、同じ国立の東京工業大学と令和6年度に統合すると公表した。私は一瞬言葉を失って、東医歯大95年の歴史における東大との危うい因縁がよぎった。省みると、その反動的、危機的、革新的な機会は三度あった。

　明治35年（1902）に、東京帝国大学医科大学（本郷）に歯科学教室が開設された。初代主任は、東京帝国大学医科大学（以下、東大医学部と称する）を卒業した石原 久助教授であった[7]。

　当時、東大医学部では、歯科医師を江戸以来の入歯歯抜口中療治者と見なし、歯科を医学の領域とは認知していなかった。辛うじて口腔外科は評価していたが、それでも大正4年（1915）の歯科学講座を経て、同講座が口腔外科学講座になるのは、創設から53年後の昭和30年（1955）になる。

　初代の石原以来、今日までの121年間、東大医学部卒業者以外に教授に就任した例はない。東医歯大卒の山下一郎など、歯学部出の幾多の優秀な人材がいたが、山下の助教授・口腔外科主任止まりであった。他の国立歯学部をも排斥する東大医学部の歯科軽視感と権威主義は、牢固として変わらない。そのプライドゆえに、歯科における東大口腔外科の存在感は薄い。

東大と訣別した島峰

　ここに、一風変わった東大医学部卒が登場する。眉目 秀麗をうたわれた島峰 徹である。彼は、明治40年（1907）にベルリン大学医学部歯学科に留学する。歯科志望であったので公費は認められず、当初は私費留学であった（図1）。

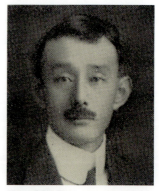

図1　島峰 徹

　同42年（1909）に、ブレスラウ大学の大学院歯学科に移る。彼は7年間の留学中、歯髄炎、歯質の病理を研究し、帰国後に第二象牙質の論文で医学博士号をとる。歯科医学を専攻した最初の官立医学部出身者であった[6]。

　島峰は大正3年（1914）12月に帰国し、講師として先程の石原講座に入局した。歯科医学に着目

した彼は、この頃には東大に歯学部を創ろうと、志向していたとみられる。しかし、この異端の医学部卒は、揺るぎない保守派の石原と相容れなかった。

島峰は帰朝後の大正4年(1915)には、文部省専門学務局長に再三、官立の歯科医学校の設置を訴えた。彼は、欧米の先進の歯科医学教育を模範に、その必要性を説いた。

「よって日本でも、歯科教育を現今の如く私立学校のみに委さずに、模範を示すべき官立の学校を作らなければならぬじゃありませんか、という様なことを言うと、その時分の私立学校(歯科)の勢いというものが強いので、局長は『そんなことを言い出したら大変だぞ。模範は私立学校なんで、官立なる大学の歯科なんかなってないと言われている時代なんだから、どっちが模範になるのか分かったものでない。官立なんかできたって無用の長物だ！と言っているんだから、君が模範なんていったら抗議が出てくるぞ！』というような事をいわれた。これが当時の空気であったのです」[6]。

当時は富国強兵の時代、国は歯科医師養成には一顧だにしなかった。在野の中原市五郎は、私立共立歯科医学校(のち日本歯科医学専門学校)を設立し、明治40年(1907)7月に約70名の学生を迎えて開校した[4]。同校は、明治39年(1906)の旧歯科医師法制定に伴う最初の歯科医育機関であった。

その設立趣意書には、「茲において当事者屢々、政府当局者に迫りて、官立歯科医学校の設立を促すと雖も、経費其他の事情に依りて、近き将来に於て到底其の実を挙ぐる望なきが如し」と慨嘆していた。彼は、この切迫した歯科医療を憂慮し、私立の歯科医学校の設立を決意し、学・技両全にして人格高尚なる歯科医師の養成を企図した[4]。

ついで、同9月に血脇守之助による東京歯科医学専門学校が開校した。島峰が官立歯科医学校を力説した時には、すでに私立6校が次々に卒業生を輩出していた。日本歯科医専の入学者数は当初ムラがあるが、2年制であったから、島峰の大正4年には1校だけで629名が卒業していたことになる。

島峰は、このように先行する私立学校に焦慮し、早急に模範となる官立学校をつくらねばならないと主張したのだ。だが、はるか先行する私立学校は、後追いの官立学校が模範にしなければならない状況であった。それでは東京帝国大学のメンツが立たない。私立学校への追随は、東大のプライドが許さない。そこで、歯科を軽侮することによって、歯学部を抑止する理由づけとしたのだ。

そのため、変人扱いされた島峰は、「……石原教授との間が面白くなく、石原教授は『島峰は病身者で、道楽者で、かつ陰謀家だ』と言い振らし、『絶体に自分の後は継がせられない』と宣言していた」と、のちに島峰の後継者となる長尾 優は記した。島峰は「東大では不遇で、不満の毎日が続いていたと思う。先生は非常に憤慨しておられたが、遂に大正4年に詰腹を切らされるような仕うちで、講師の職を止めてしまった」という[6]。

島峰は大正4年5月、わずか4カ月にして石原講座から医術開業試験附属病院(永楽病院・雑司ヶ谷)の歯科医長に転任する。このとき、彼の"東大歯学部"は呆気なく消散した。

彼は、2年余りで一ツ橋に、歯科医術開業試験附属病院(通称、文部省歯科病院)を開院し、大正6年(1917)8月に院長に就く。このときの島峰の力量が注目され、彼はここを拠点に独立した官立歯科医学校の設立に動く。同院は、同年に東京帝国大学医科大学附属病院(本郷)の分院となるのだが、彼の心証はすでに東大に見切りをつけていた。彼は、歯科は医科とは別の教育にすべきで、独立した歯科医学校をつくるという構想を樹てていた。

島峰が、官立歯科医学校(当初は東大歯学部)設立を、いつ頃から考えていたのかは定かでない。長尾は「先生は学校建設の決意は、おそらく帰朝前からであろうと想像している」と記す。彼

は、文部省歯科病院に入局した翌年8年に、島峰から官立学校設立への参加を誘われた。したがって、この時点では島峰の意志は決まっていたのだ。ただし、このときは私立歯科医学校と同じ、独立した官立歯科医学校を目指していた[5]。

島峰は文部省に強く働きかけ、大正11年(1922)には官立歯科医学校設置の予算化に漕ぎつけた。苦節の末、東大と訣別してから13年後、彼は昭和3年(1928)10月に東京高等歯科医学校(御茶ノ水)を設立した。私立より21年遅れたが、わが国最初の官立歯科医学校である。この島峰校長のもとに、東大医学部や私立歯科医専から、長尾優、永松勝海、髙橋新次郎、檜垣鱗三、加来素六、弓倉繁家ら、有能な人材が蝟集した[5]。

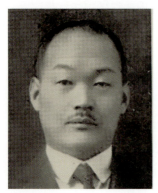

図2　長尾 優

GHQと闘った長尾

その筆頭が、東大医学部卒の長尾 優である。私は、晩年の長尾を一度遠見したことがあるが、磊落で精悍な印象だった(図2)。

大正3年(1914)に歯科学教室の副手となった彼は、ペンシルベニア大学大学院に留学した。島峰は独乙であったが、長尾は米国で、ナント歯科補綴学を専攻した。当時、歯科の本道とされた歯科補綴学を一から学ぶというのだ。そこには、彼の歯科への本気度がうかがえる[5]。

2年間の留学を終えて大正7年(1918)、長尾は石原講座には戻らず、島峰のもとに馳せ参じて附属病院の助手となる。彼は、島峰を助けて学校づくりに尽力し、昭和4年(1929)東京高等歯科医学校教授となる。同校は昭和19年(1944)4月、戦況悪化し軍医不足のため急遽、医学科を併設し、東京医学歯学専門学校となる。島峰没後、長尾は終戦直前の昭和20年(1945)2月に同校校長に就任する[5]。

「あのとき、医科歯科は危なかったんだよ」。私が在学中、中原 實から聞いた寸言である。彼は、戦後の占領下に、日本歯科医学専門学校の理事長をつとめていた当事者である。のちに知ったのだが、GHQ(連合国軍総司令部)の指示により、医専・歯科医専をA級B級に判定し、B級は廃校にするとされたのだ。

昭和21年(1946)1月、長尾校長はGHQの歯科軍医中佐D. B. Ridgelyから、「東医歯専の存続について、GHQ内に異論がでている」と通告された。軍人ながらジェントルマンのRidgelyは、歯科医師として日本の歯科改革に使命感を抱いていた。だが、彼のいう東医歯専の存続に異論とは医学科を指していた。彼は、GHQの公衆衛生福祉局の局長・軍医大佐C. F. Samsを代弁して、A・B級の判定がでるまで医学科の廃止を長尾に説いた。

「……一番やかましかったのはリッジレー中佐です。何べん呼びつけられたかしれない。私は何べんも投げ出そうと思った」と、のちに長尾は記した[5]。

GHQの標的は、終戦の前年に軍医即製のためにつくられた戦時医専であった。すなわち、昭和19年4月に開校した医専4校を狙い撃ちにしたのだ。この米軍の報復の対象の一校が、東医歯専だった。

昭和21年2月下旬、長尾はRidgelyから最終勧告をうけた。「君の所も……この際医学科は止めてしまって、歯科一本の旧の姿に立ち帰れば、残っている建物全部で立派なものになる。そしてやがて(大学に)昇格した場合、東京大学に入って総合大学の歯学部にしてゆければよいではないか」[5]。東医歯専の廃校を目論むGHQの巧みな懐柔である。

Ridgelyは、トップ校の東大と東医歯専の立ち位置に精通し、"東大歯学部"をチラつかせて長尾に迫った。GHQの彼の口から、東大歯学部が提案されていたとは驚くほかない。長尾にすれば、島峰が夢みた東大歯学部が目前にあった。その一方、時の勢いでつくったとはいえ、折角の医学科を失うのは忍びがたい。長尾は頑強に抵抗し、終にGHQの目論見には乗らなかった。

　Ridgelyは、東医歯専は官立（国立）校であり首都校であり、リーダー長尾の学校を潰すのには、二の足を踏んでいたのだろう。実際には、彼のほうが説得を断念したのではないか。

　昭和21年3月29日、文部省より医専の判定結果が通達された。東医歯専の医学科はA級、公立医専6校がB級であった。B級の長崎医科大学、福岡県立医歯専医学科、山梨県立医専の3校は、東医歯専医学科と同じ昭和19年4月開校の戦時用医専であった[2]。

　翌4月15日には、歯科医専の判定結果が通達された。官立東医歯専歯学科、私立歯科医専4校はA級、B級は私立3校であった。B級の1校である福岡県立医歯専は、校長永松勝海らの尽瘁により、視学委員長の眞鍋満太の口利きをえて、翌月、歯学科の存続を認められた（のちの九州歯科大学である）[1]。

　なお、GHQは女子の医専・歯科医専は不適当・不要と考えていたらしく、あとのB級とされた医専3校、歯科医専2校は、女子校であった。

　東医歯専は、医学科が廃止されていたら、歯学科も一蓮托生であったろう。というのは、医歯両学科をB級にされた福岡県立医歯専にみるように、GHQは学科の廃止ではなく、学校を潰すことが目的だったからである。東医歯専は、きわどいところで廃校を免れ、半年後の昭和21年（1946）10月に東京医科歯科大学となる。

東大に迫った江藤

　「あとは、学長の決断です」。

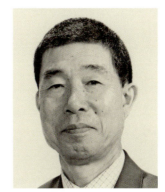

図3　江藤一洋

　平成14年（2002）6月21日、広島での歯科大学学長・歯学部長会議。タクシーの車中、私はたまたま同乗した東京医科歯科大学歯学部長の江藤一洋（副学長併任）に問うた。鋭敏沈着な彼は、前歯を嚙みしめて学長の決断と繰りかえした。東京大学との合併は、大詰めにきているらしい。私は、鈴木章夫学長とは幾度か会議で同席していたので、そのまま暗然と黙り込んでしまった（図3）。

　この平成13年（2001）の東京大学医学部と東京医科歯科大学の統合を機軸とする合併構想「国際医療学環（仮称）」は、国立大学法人への移行に伴って、文部科学省による「大学（国立大学）の構造改革の方針」によって策定された。

　江藤は、この国立大学の統合再編と国立大学の法人化にむけて、東大との合併を骨子とする将来構想案を、歯学部教授会に諮った。これは、東大の既存の医学部と東医歯大の医学部を合併し、新たに歯学部、健康科学部を設置し、国際生命医療学環（仮称）を設けるという壮大なプランであった。

　この構想は、平成13年（2001）11月29日の日本経済新聞、読売新聞に報じられた[8],[9]（図4）。

　江藤歯学部長は、「28日に教授会を開き、東京大学との統合構想をまとめた。近く東大側にも構想内容を伝える」とした。これをうけて東大関係者は、「医科歯科大が具体案をまとめたのであれば、真剣に検討したい」と相応に返答した[9]。

　しかし肝心の学長鈴木は、「各学部に医科歯科大学の将来構想を検討するように指示しており、この構想はあくまで歯学部の独自案です」と釘を

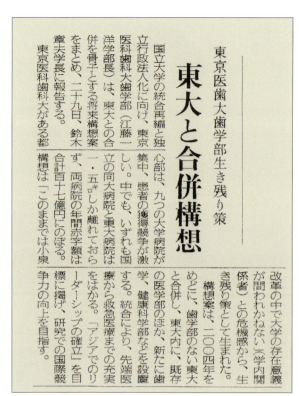

図4　読売新聞

さした。「大学全体として検討したり、機関決定したものではない」と尻込みした。江藤は、決して歯学部のみの合併を画策したのではないのだが、鈴木は歯学部の独走と慌てふためいたようだ[9]。

江藤は、幾度も鈴木に合併構想を学内で検討してほしいと切望した。「先生が東医歯大最後の学長となって、将来には必ず生きる構想を実現してください」。しかし、東大受験に振られた鈴木には、東大合併は容認しがたい個人的な怨念があったらしい[14]。

東大側は、平成14年（2002）1月8日の東京大学新聞に、「医科歯科大歯学部に東大と統合構想」の見出しで統合構想を報じた。同紙上、江藤は「東大の反応をみたい」と、東大に返答を迫った[10]（図5）。

江藤は、東大の桐野高明医学部長と交渉した。桐野は、10年を1クールとすると2クールたてば、合併のメリットは理解され、合併は当然のごとく受け入れられるとし、「今、この時期をおいて対等合併の機会はないですね」と応じた。江藤は桐野の肯定と受け止めたが、実は東大側の先延ばしであったのかもしれない[14]。

江藤は、平成14年2月15日付の読売新聞「論点」に論説し、メディアに国立大学の再編の必要性を大胆に訴えた[11]。

「東京大学医学部と東京医科歯科大学の統合を軸とした『東京生命医療クラスター』構想が注目を集めている。構想は三層から成り立ち、その中核が『東京生命医療学環（仮称）』の創設だ。この日本医学の旗艦たらんとする機構を軸に、医療関連産業界のトップ企業が連携する産学協同的な構造が作られ、地域産業の活性化、国際競争力強化が図られる。それらを中心に海外の研究医療機関とを放射状に結ぶことにより、わが国の医学界と産業界が、世界的な指導力の確立を目指すことができる。

一・五キロの距離に隣接する二つの国立大学医学部を統合し、教育研究システムの再編高度化と両病院の機能分担によって、実現できる新機軸であり、日本の医学医療の未来を約束する起死回生の構想と確信する」[11]。

結局、この唯一のチャンスに、学長の英断は下されなかった。東医歯大設立73年にして、初めて東大に公式に合併を呼びかけた破格の椿事は終息した。

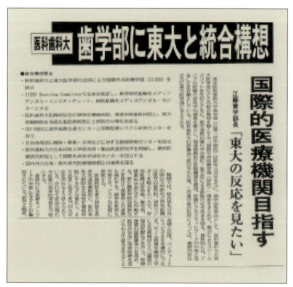

図5　東京大学新聞

合併のメリットがある医学部のために奔走した江藤は、のちに「国と国民に対する使命感の意識が、本学では島峰校長・長尾学長時代の強烈な建学の精神に比べて、きわめて希薄になってきており、東京の中心地にありながら、精神はローカル化しつつあることは否定できません」と記した[14]。

　東医歯大は東大に排され、東大は歯学部を逸した。東大歯学部が実現していたら、歯科界は少なからずAufheben（止揚）していただろう。蛮勇や拙速との声もあったが、このプロポーズに果敢に挑んだ歯学部長江藤一洋の勇気は、称賛に値する。

　斯くして、国立歯学部の創始校・国立歯学部の首都校を失って、今後、歯科界の構図はどうなるのか。誰も新設の国立歯学部が、国立歯学部の盟主にとって代わるとは思っていない。

文　献
1）中原　泉：歯科医学史の検証、占領下の歯科教育改革、一世出版、2022.
2）神谷昭典：日本近代医学の展望　医科系大学民主化の課題、新協出版社、2006.
3）東京医科歯科大学二十五周年記念誌：東京医科歯科大学、1953.
4）日本歯科大学60周年誌：日本歯科大学、1971.
5）長尾　優：一筋の歯学への道普請―東京医科歯科大学のあゆみ―、医歯薬出版、1966.
6）長尾　優：島峰　徹先生、医歯薬出版、1968.
7）今田見信・正木　正：日本の歯科医学教育小史、医歯薬出版、1977.
8）日本経済新聞、2001年11月29日.
9）読売新聞、2001年11月29日.
10）東京大学新聞、2002年1月8日.
11）読売新聞、論点、2002年2月15日.
12）江藤一洋教授退任記念：東京医科歯科大学大学院医歯学総合研究科分子発生学分野、2007.
13）江藤一洋：東京医科歯科大学歯学部に"未来はあるか"、口腔病学会第80回学術大会記念誌、2016.
14）江藤一洋：「東大合併論」は過去のことか、東京医科歯科大学歯科同窓会会報、No.196、2016.

歴史は繰り返す

　最近、ある職業ランキングで、将来生きのこる職種の第一位に歯科医師が挙げられた、と小耳にはさんだ。

　すぐにネットを調べたら、「将来AIによりなくなる職種」のランキングに、薬剤師が第一位とあった。同じアメリカのランキングでも、ワースト1は薬剤師だったという。将来というのは10年後を指していたので、私は週刊誌ネタかと舌打ちした。

　とはいえ、現在、薬剤師を取り巻く環境は厳しい。戦後の昭和22年（1947）には、医学部は45校、歯学部6校、薬学部17校であった。それから昭和末期の昭和58年（1983）には、薬学部は46校になった。平成に入ると、厚生労働省より医薬分業の法制が徹底され、院内薬局が閉ざされ外部の調剤薬局が急増した。

　それに伴って、薬剤師不足から平成15年（2003）より18年の3年間に、24校もの薬学部の新設ラッシュとなった。さらに令和になっても、3校が追加された。この狂騒的な競争は、常軌を逸していたという他ない。現在、医学部82校・医師は約34万人、歯学部29校・歯科医師約10万人、薬学部79校・薬剤師約32万人を数える。薬局数は、2019年度に6万軒を突破し、コンビニより多いと揶揄された。

　ところが、お年寄りが治療を終えて、離れた薬局までいくのは難儀である、という声が高まってきた。そこで今度は、医薬分業をゆるめて、院内薬局や隣接薬局へ戻しつつあるという。高齢化社会を迎えて、調剤薬局が高齢者に不便というのは、当初から分っていたことなのだ。

　薬学部を新設した大学、薬学部を卒業した若手の薬剤師、調剤薬局を開業した薬局……場当たり的な施策に踊らされた彼らは、犠牲者と言ってよい。けれども、私どもは、薬学部と薬剤師に同情する立場にない。なぜなら、30年も前から歯学部も歯科医師も、同様の難渋を強いられてきたのだから。

　昭和40年代に明治以来の無策が祟って、歯科医師不足が社会問題化した。昭和40年（1965）から国立・私立の新増設が急増し、昭和45年（1970）から48年の4年間に8校が次々に開校した。その勢いは止まらず、近い将来の歯科医師過剰が焦慮され、昭和50年頃から警鐘が乱打された。

　ついに昭和55年度には、現在の27大学29学部に達した。わずか15年で3倍にふえ、過少から過多に転じた。薬局に先んじて、歯科医院はコンビニより多い、と非難を浴びたのだ。

　ようやく、昭和56年（1981）に文部省の大学設置審議会が、私立の歯科大学・歯学部の新設にストップをかけた。私立を停止したが、皮肉にも、その前年の55年には国立2校が新設されており、行政の動きは遅きに失した。

　昭和62年（1987）には、日本私立歯科大学協会の17校は、入学定員を一律に20％削減することを申し合わせた。その自主的規制は、現在も継続されている。

　斯様に、薬学部の時流への対応は、歯学部の失策の繰り返しであったといえる。失礼ながら、彼らは"前車の轍"を踏んでしまったのだ。恥ずかしながら、その前車は私ども歯学部なのである。

　世に「歴史は繰り返す」という。この有名な警句にK.マルクスは、「一度目は悲劇として、二度目は喜劇として」と皮肉った。

第 V 章

戦後改革から平成改革へ ……………………………… 130
不世出の研究者──須賀昭一教授 ……………………… 133
中原 泉のライフスタイル ……………………………… 135

戦後改革から平成改革へ

第一の戦後の歯科教育改革

　日本歯科医学専門学校の創立者中原市五郎は昭和16年(1941)、東京医学歯学専門学校の島峰徹は同20年(1945)、東京歯科医学専門学校の創立者血脇守之助は同22年(1947)――歯科草創期の先覚者3人は、この6年間に相次いで他界し、昭和時代は占領下の戦後に突入する。

　昭和20年(1945)以降の歯科教育改革の原点を辿る。

　GHQ(連合国軍総司令部)の占領下において、米軍の軍医中佐D. B. Ridgelyは、総司令部の唯一の歯科医師であった。セントルイス大学歯学部をでた彼は、進駐後、日本の歯科教育と歯科医療の実状を調査し、歯科医師の立場から、遅れた日本の歯科を向上させる必要を痛感した。彼は、米国式歯科システムの導入を企図し、日本の旧式ルールや旧態秩序の解体と再建を試みる[1]。

　Ridgelyは、進駐1カ月半後の9月末から改革に踏みだした。彼は、「今が改革の絶好のチャンスだ」と説いた。一方の日本側の歯科当事者は、GHQの絶対的権力に異議を唱える筈はなく、敗者の無念を胸中に唯々諾々と命令に従う他なかった。

　ところが、Ridgelyの指導は、決して一方的な高圧的な押しつけではなかった。まず彼は、日本側に自由に実務的な論議を重ねさせて、折々にポイントを示唆しつつ巧みに誘導し、目標とした結論は日本側に帰するという、高踏な手法を駆使した。

　日本側の長尾 優(東京医学歯学専門学校校長)、奥村鶴吉(東京歯科医学専門学校校長)、眞鍋満太(日本歯科医学専門学校)らは、知らず知らずにRidgelyに懐柔され、米国の歯科教育を移植すべく日米の共同作業に邁進する。

　その結果、怒濤の占領下にあって、わずか2年半足らずで、戦後のわが国の歯科の道筋を示す改革の骨子が決定した。その原点となる4つの改革を挙げる。

　(1)は、6年制歯科大学の設置という学制改革である。戦前まで4年制専門学校であったが、4年制大学に昇格し、さらに一足飛びに昭和21年(1946)9月以降、当時の6校が次々に2年のプレデンタルコースを設けた6年制歯科大学となる。

　(2)米国のマニュアルを種本にして、歯科臨床系と歯科基礎系を合わせた、日本版の『歯科医学教授要綱』が作成される。同教授要綱は昭和23年(1948)4月より、各歯科大学に共通の学習指針として、戦後の歯科教育を軌道に乗せていく。

　(3)戦前までは歯科医学専門学校を卒業すれば、歯科医師免許を得られたが、卒業生は、厚生省の実施する全国統一テストとなる歯科医師国家試験に合格して、歯科医師免許をうけることになる。第1回歯科医師国家試験は、昭和22年(1947)4月に実施された。

　(4)財団法人であった日本歯科医師会は、昭和23年(1948)4月に社団法人となる。財団法人では強制加入であったが、社団法人では入会は任意加入になった。

　日本側をリードしたRidgelyは、占領下1年3カ月にして、「歯科の道は切り開かれ、道路は舗装された。それは日本の歯科の進路である」と宣言し

た。日本側当事者は、あくまで日本側の自発的な意向と見せ掛けた、Ridgelyの巧みな手法に操（あやつ）られたことを覚る。彼らは、敗者の悔しさと反感を覚えつつ、内心"リジレー旋風"は、「自力では到底できえないようなことが、短時間で行われた」と是認し、これで良かったのだと得心する。

斯（か）くして、昭和22年（1947）7月、日本側当事者は、戦後の歯科改革はお仕着せではなく、あくまで日本側の自主的な所産として、彼らなりの自負をもってこれを受容する。日本側は、この戦後の"第一の改革"において敷かれたレールを、昭和末期まで40余年間をひたすら走りつづける。

私は、昭和34年（1959）入学なので、当時は進学課程2年と専門課程4年に区切られていた。2年間は教養科目のみで、学生は専門課程を待ち焦がれたものだ。それが、やがて両課程の仕切りが緩みはじめ、ついに仕切りがなくなり現在の6年一貫制となる。

このように戦後体制は、時代につれて少しずつ修正される部分はあったものの、その基幹が改変されることはなかった。

この基幹の大きな枝として、新たに昭和30年代に、歯科大学・歯学部に大学院（歯学研究科）が設置される。昭和30年（1955）以降、当時の7校が次々に大学院を設けた。これによって、歯科医学の研究体制が構築され、研究レベルが高度になっていく。

一方、日本が高度成長期に入り、国民皆保険等により歯科医師不足が社会問題化し、国民はこぞって歯科医療の充足を求めた。昭和40年（1965）に卒業した私の同級生は、同44年（1969）に川崎で開業した。開院日の早朝、医院のシャッターをあけると、患者さんの列が医院を一周取り巻いていた。

そのため昭和40年より、国立・私立の歯学部の新増設が急造する。その勢いは歯止めなく、昭和55年（1980）度には現在の27大学29学部に達した。わずか15年で3倍にふえ、過少から過多に転じ、将来の歯科医師過剰が焦慮された。昭和62年（1987）には、日本私立歯科大学協会の17校は、入学定員を一律に20％削減することを申し合わせた。その自主的削減は、現在も継続されている。

ようやく昭和56年（1981）、文部省の大学設置審議会は、私立の歯科大学・歯学部の新設を停止した。前年の昭和55年度には国立2校が新設されており、停止は遅きに失した。

平成の歯科教育改革の原点

昭和62年（1987）9月、文部省の「歯学教育の改善に関する調査研究協力者会議最終まとめ」が公表された。同会議は、21世紀にむけて今後の歯科教育がどうあるべきかを、2年半にわたって検討した結論であった。そこでは、21世紀の情報化、技術革新、国際化を予測し、教育機関がこれに柔軟に対応できる組織と機能の整備をするよう要請していた。

同会議の協力者は、歯科大学・歯学部の教授10名で、主査は久田太郎（神奈川歯科大学学長）であった。久田はまとめの緒言が気に入らず、私（日本歯科大学新潟歯学部長）に代案を依頼した。私も同感だったので、別の視点からみた緒言を書き記した。だが久田は苦々しく、医学教育課長に一蹴（いっしゅう）されたと私に謝した。

ともかく、同最終まとめは、歯科教育改善の観点から、具体的な検討課題を10項目あげた。要約すると、次の通りである[2]。

(1) 卒前教育の教育目標を見直し、具体性のある明確な教育目標を設定する。

(2) 将来の歯科医師として必要な資質や適性があるか否かを把握するため、入学者選抜の在り方を検討する。

(3) 卒前教育が卒後教育につづく生涯研修を継続するため、歯科大学・歯学部が組織的な態勢を整備する。

(4) 口腔から全身への関連性をはじめ、歯科医学は専門化、細分化しており、より総合化した教

育が必要である。

(5) 卒前教育には技術の錬磨が重要であり、とくに臨床実習の充実につとめる。

(6) 歯学教育の質は、歯科医学分野の研究水準に支えられているので、大学院における教育の在り方を見直す必要がある。

(7) 基礎医学は臨床の科学的基盤であるから、基礎分野における歯学部出身者の確保につとめる。

(8) 歯学教育の国際化は十分とはいえず、留学生の受入れや医療協力に努力する。

(9) 教育条件の改善、歯科医師の需給、歯科医師の質の確保の観点から、学生数の在り方を検討する必要がある。

(10) 歯学教育の改善には、各歯科大学・歯学部における教育態勢の改善が重要である。また、歯科医師国家試験の改善や大学設置基準等の諸規程の見直しも大切である。

この最終まとめは、戦後改革から40年余を経ており、また平成の改元まで1年余の時機であった。あの緒言の一件があったので、同会議は私の記憶に深く残った。のちに私は、この昭和末期のまとめが、新しい歯科教育改革の原点であり、平成の歯科教育のスタートであった、と認識した。

第二の平成の歯科教育改革

平成に入ると、新しい教授要綱の改訂がはじまる。昭和22年(1947)に作成以来、4回の改訂を経て5回目に当たる。平成11年(1999)、歯科大学学長・歯学部長会議は、平成11年版『歯科医学教授要綱』を編纂途中だった。代表編集委員の一人の江藤一洋(東京医科歯科大学歯学部長)が、教授要綱を新しく見直したい、と編集委員長の私に提言した。私は、今の教授要綱は定型的すぎると感じていたので、これをアッサリ了解した。

この作業は、文部省の歯学教育プログラム調査研究会に引き継がれる。同会は平成13年(2001)には、必要最小限の共通性を確保したカリキュラムを策定した。これは、歯学教育モデル・コア・カリキュラムと呼ばれる。

新規の教育法は、臨床実習前に実施し評価する共用試験システムの導入を促進し、共用試験制度が設置され、早々にCBTとOSCEが実施されていく。

一方、卒後研修として臨床研修制度が、努力義務から平成18年(2006)の必修化へすすめられていく。

臨床研修を主管する歯科医療研修振興財団の理事長を務めていた私は、当初、厚生省の歯科保健課長に、研修施設は幾つ必要なのですか？と気軽に問うた。石井拓男はサラリと「2,000カ所です」と答えた。私は、その数の多さに胆をつぶした。私も研修施設の視察に、札幌、秋田、福島、金沢、山口、福岡、沖縄と飛びまわった。現在、研修施設は全国2,500を超えている。

私は、これらの平成の新しい活動は、戦後の歯科教育改革に次ぐ"第二の改革"として捉えている。

平成時代の当事者の書き記した論文・論説を集約して、歯科教育改革の記録集として、令和5年(2023)6月に、本編著『平成の歯科教育改革』(一世出版㈱)を編修した。ここには、代表22名による55編を、各章ごとに編年体で収めた。令和へむけて本編著の各編は、平成時代の歯科教育改革の証言になると信じる。

文　献
1) 中原　泉：歯科医学史の検証、占領下の歯科教育改革、一世出版㈱、2022.
2) 文部省：歯学教育の改善に関する調査研究協力者会議　最終まとめ、歯学教育改善の視点、文部省、1987.

不世出の研究者——須賀昭一教授

　須賀先生、私は日本歯科大学在学中、先生の口腔病理学の講義をうけた一人であります。

　昭和38年(1963)当時、先生はドイツとスウェーデン留学から帰国されたばかりでした。雨の羽田空港で、外国人女性に傘をさしかけながら、飛行機のタラップを下りてこられた先生の御姿が、懐しく想いだされます。

　先生は颯爽（さっそう）として教壇に立たれ、あのハキハキした語り口で、私たち学生に明快に分り易く講義をされました。私はその講義に魅了され、基礎医学の洗礼をうけた思いでありました。

　卒業してまもなく、ある研究者が私に先生のご研究を称賛されました。エナメル質う蝕が発生する際、カルシウム値に変動が生じると考えられていたのを、先生はまずナトリウム値が低下することを突きとめました。それは、う蝕の発生機序に関する画期的な学説でありました。そのとき私は、本学には素晴しい教授がいるのだなと感動致しました。

　昭和42年(1967)、先生が中心となって、医科歯科系で初めて本学にX線マイクロアナライザー(EPMA)が設置され、EPMA中央研究室が開設しました。当時の中原 實学長に先生が直談判されたという話は、語り草になっております。EPMA装置の見学と説明会を兼ねた歯学会例会は、3時間半に及ぶものでありました。あのときの先生方の熱気、会場の興奮ぶりは、今も私の脳裡（のうり）に焼きついております。

　それから先生は、形成期エナメル質における石灰化進行像のマイクロラジオグラフィによる比較組織学的観察、エナメル質形成の進化、魚のエナ

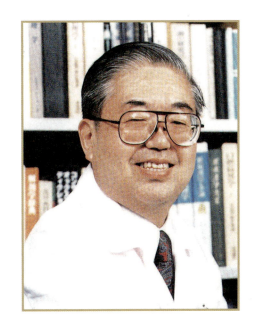

メロイドの分析、マイクロラジオグラフィとエレクトロン・マイクロプローブによるエナメル質う蝕の元素分析、エナメル質再石灰化現象のメカニズムの解明、ラベリング法とマイクロラジオグラフィによる歯槽骨の変化の観察など、幅広い学際的な独自の領域を次々に開拓されました。

　先生の45年間にわたる系統的なご研究は、エナメル質形成のメカニズムとその進化の研究、エナメル質う蝕の研究、歯槽骨の機能と構造に関する研究に大別されます。これらの業績は国際的にも高く評価され、平成2年(1990)にIADR(国際歯科研究学会)より「生物石灰化基礎研究賞」を受賞されました。このIADRでは、私は幾度も先生とお会いし、先生の国際的研究者としてのご活躍ぶりを目の当りに拝見しました。

　昭和61年(1986)には、中近東の状況が緊迫化するなか、ヘブライ大学歯学部との姉妹校の調印

のため、ご一緒にイスラエルに赴きました。テルアビブ空港に着いてホッとした時、爆弾事件が発生し、「退避、退避しろ！」という叫び声に、夢中で荷物を放りだし逃げまどう乗客の中を、私たちは腕をとり合って逃げました。そのあと先生の提案で、「皆さんが心配するから、このことはヒミツにしておきましょう」と約束しあいました。先生、これももう時効ですね。

昨年4月には先生は、愛着をもっておられた図書館長から歯学部長にご就任になりました。私はこれまで教育者として研究者として畏敬していた先生とご一緒に仕事をすることになり、秘かに胸おどらせておりました。その先生とのお付合いが、わずか9カ月で終わろうとは夢にも思っておりませんでした。昨年12月に再入院されたとき、先生は病床に身を起こされて病室を去る私に、「皆さんによろしく」と申されました。それが先生との最後の会話となりました。平成4年（1992）12月26日逝去。享年65。

須賀先生、先生は紛れもなく日本歯科大学を代表する学者でした。いえ、日本を代表する学者でありました。教育と研究に生涯を捧げられた先生に深い感謝の念を捧げ、お別れの言葉と致します。

（須賀昭一教授追悼業績集　平成6年（1994）より）

【追　記】

平成4年、須賀昭一教授が歯学部長に就任した春だった。「先生、有給休暇を初めて取って、1週間、家内とヨーロッパに行ってきます」と、喜色の声が廊下ですれちがった。初めての有給休暇！……私は啞然として、彼の豊かな背を見送った。

在職42年、年次20日間として840日も有給休暇を取得しなかったことになる。有休を取ろうが取るまいが、本人の自由放任の昭和時代であったとはいえ。

かねて須賀教授の通常は、土・日曜日もほぼ平日であることは聞き知っていた。定時の17時以降も、夜半まで研究室にこもっているのが常だった。彼には休日とか休暇とか残業とか、そういう感覚は無く、日夜、24時間が研究に当てる時限であったのだ。

だから、酒も呑まずゴルフもせず賭事もせず、須賀教授の研究活動は、全心全意、粒粒辛苦、驚嘆歓喜、粉骨砕身、欣喜昂然の連続であった。彼の同級生の三田昭太郎（37回卒）は、人並み外れた筋金入りの須賀の生き様を、尊崇と惜別をこめて、「彼は哲人であり鉄人であり、頭脳はエナメル質で埋まっていた」と評した。

私は、病理標本を研磨するように、ひたすら命を磨りへらす研究は、須賀教授には至上の、愉しい、面白い、快い、嬉しい、満悦な、やり甲斐ある、悔いのない活路であったと拝察する。

所詮、令和の働き方改革の世、またWebやメタバースの世には、須賀昭一のような研究者は、もはや現われることはないだろう。その不条理な時世において、彼は"不世出の研究者"なのである。

中原 泉のライフスタイル

生活スタイル

■平均睡眠時間は？

　高齢になると、眠りは長すぎず短かすぎず、と聞いたことがある。身体や健康に関しては、世は百家争鳴だ。布団に入ってもすぐ眠れないから、睡眠は6時間ほどか。くたびれはてて、15時間眠りこけることもある。

■好きな時間は？

　どの時間というより、左手にペンを握っていれば（左ぎっちょ）満足している。だから今、この原稿を書いているときが、好きな時間……。

■欠かさない日課や習慣は？

　学生時代から日記を欠かしたことがない。実務手帳に細かく書き留めるのだが、60年続けているので、手帳が60冊になった。昨年、新聞の投稿欄で、70年間日記をつけているという老婦人を知り、ギャフンとなった。世の中には、上には上がいるものだ。

　もう一つ。太りすぎて、40歳からジョギングをはじめた。最も減量できたのは、40代のころの10kg。ダイエットと運動の両方をやらねばダメと、血のにじむ（？）努力をしているが、いまだにアップダウンの連続である。

　今はおおむね毎日、東京では飯田橋から市ヶ谷駅までの散歩、新潟では家内の運転で市のスポーツセンターへ通う。どちらも40分程度（私は仕事上、毎週、東京と新潟を往復する二重生活をしている）。

■好きな食べ物・嫌いな食べ物は？

　終戦時4歳のギリギリの戦中派なので、好きも嫌いもなく何でも食べる。外国へ行っても同じ。

■行きつけのお店は？

　ない。学生時代、大学の前のそば屋に、天ぷらそばを食いに毎昼通っていた。そこの店主のお婆さんが、私の顔をみると「ハイ、天ぷらそば！」と勝手に注文するのだ。お婆さんに気に入られていたのだが（私もお婆さんが好きだったが）、私はどうも、そういう関係が苦手なのだ。

■好きなお酒は？

　酒はビール半杯で真っ赤になるので好かない。30年ほど前ニュージーランドの古都ダニーデンのオタゴ大学に、姉妹校の調印に行った。歯学部長の夕宴で、しゃれたレストランに招待された。

　ご婦人方も皆さん、食前にワインをたしなむ。私は粗相をしてはいけないと、オレンジジュースを頼んだ。すると婦人方に、「あなた、ジュースなの!?」と呆れた顔をされた。私は「モンゴロイドの40％は下戸なんです」と、唇をとんがらせた。通じたかどうか分からないが、それ以来、酒は余計敬遠するようになった。

私はこんな人

■趣味は？

　中学時代、恩師の影響で小説を書きはじめた。同人雑誌に所属し、小説家を夢見る文学少年だった。しかし、小説で食えると思うほどバカではな

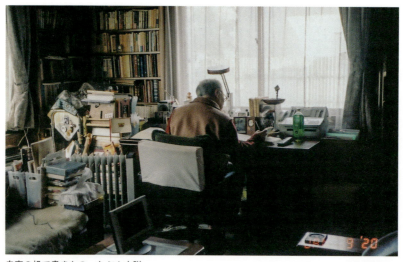
自宅の机で書きもの、たぶん小説……

いので、食うに困らぬように歯科大学に入った。

私にとって、小説は趣味ではない。10年前から、若き日に回帰して、『医の小説集』(㈱テーミス)を3冊出したところ、「歯医者さんが小説を書くんですね」と言われる。実は順序が逆で、小説家が歯医者になったのだ。「忙しいのに、いつ書くんですか?」と問われる。たいてい笑い流すのだが、逃げられないときは、「25時に書くんですよ」と煙に巻く。

■服や時計などの好みは?

身なりに関わるものは、洋服も装飾も自分で買ったことはない。まるっきり家内の着せ替え人形である。だいたい好みは似ているので、文句を言ったことはない、と思う。

■乗っている車は?

高校生のとき教習所に通ったが、仮免直前、自分の方向感覚の鈍さを悟り、このまま免許を取れば人を轢くと思ってやめた。だから無免許で、車に興味はない。

■読書は?

かつて私は毎年、新入生に本を読めとやかましく訓示してきた。そのころは月15冊ほど読んでいた。ところが、平成に入ると次第にネットの時代に変わり、本を読めと諭すのが空しくなった。これが世の中の変化かと、無念だった。

今は本屋は消えていくし、遠い書店にいっても、読みたい本がなくなった。ムリして買っても、だいたい読みはじめると、腹立たしくなり、投げ捨てることが多い。読み手も書き手も、軽佻浮薄になった。あまりに安易で軽すぎ、媚を売りすぎる。

■座右の銘は?

かつて「座右の銘は?」と聞かれると、「塵も積もれば山となる」と返していた。すると一様に、「なあんだ、つまらない」という表情をされた。そこで、「日々、コツコツ」と言い換えた。私は50歳にして、人生、日々コツコツやる奴には敵わないと悟ったのだ。

昨年、一昨年の入学式の訓示で、壇上を叩いて「諸君、日々コツコツですよ」と説いた。若者にコツコツなど通じない、と承知はしていたのだが……。

そのあと後輩の教授に、「先生、ボクはキツツキのコツコツですよ」と胸を張られた。ウーン、一過性のキツツキとは違うんだがなあ。

コツコツの訓示は、この2年間だけで止めてしまった。反応がないと諦めてしまうのは、まだ修行が足りないからだと反省している。

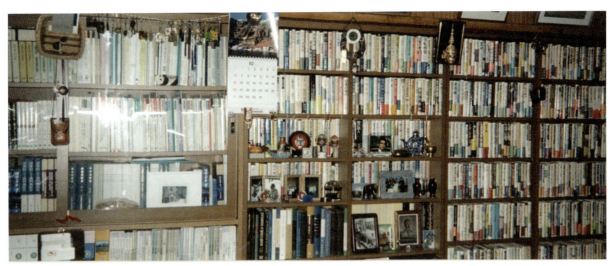
書斎の書棚

■尊敬する人は？

高校時代の学習院院長の安倍能成先生。

毎月曜日の朝礼では、全校生徒がグラウンドに集められた。皇太子殿下（今上天皇）とご妹弟が前方、私たち有象無象を後方にして、壇上に立つ白髪の安倍院長。そのころは、先生が殿下の御指南役とは知らなかった。

院長は疳高い声で、「君たちは、正直でなければいけない」と訓示した。毎週繰り返されるので、生徒たちは聞き飽きていた。それが3年間続いて、耳にタコができた。

年を経るにつれて、折に触れて、その先生の"正直"という独特のトーンが耳奥に響く。私は数十年後にようやく、教育とは己れの信念を繰り返すことであると悟った。

■長所と短所は？

49歳のとき胆石手術で入院し、患者アンケートで長所・短所を問われ、大いに戸惑った。なんとか「長所は真面目」「短所は気分にムラがある」と書いた。シャイなんだから、こんな質問するなよ、と文句を言いたかった。

国家試験の終わった日、幹事10人がボウリングに行こうと気勢を上げた。私は「行かないよ」と断わった。そのときの同級生たちの呆然とした顔が、今も浮かぶ。ただ小説を書きに帰りたかっただけなのだ。「付き合いの悪い奴」というのは、学生時代からだった。

■うれしかったことは？

新潟歯学部の創立に携われたこと。新潟に医の博物館を開館したこと。日本歯科大学創立100周年に立ち会えたこと。『医の小説集』3部作を出版したこと。

■悲しかったことは？

3年前にメタボ健診で、身長計測させられた。「ハイ、166cm」とナース。思わず、「167cmあるはず」と計測に不満をもらした。するとナースが、「もう一度計りますか？」と笑い目で問うた。翌年、姿勢を正して計測したが、165cmと言われてガックリきた。

年を取ると縮まるとは聞いていたが、2年で2cmも低くなった。それからは身長計測は断わって、167cmと自己申告している。

■今まで成し遂げたことで、意義深いと感じていることは？

歯科医人また大学人としての私は、全て親の七光である。英国では、銀のスプーンをくわえて生まれたと言うそうだ。だからといって、決してスイスイときたわけではない。波瀾万丈だった。

仕事は私一人ではなく、あくまで共同作業であるから、自分が成し遂げたという思いは薄い。

ただ一つ、七光も共同作業もなしに独りで成したことは、『医の小説集』3部作である。

私の夢

■夫婦の仲

家内と結婚して40年になった年、私は「家内とはケンカ一つしたことがない」と惚気た。そうしたら、親しい先輩が人づてに、「私は50年ケンカしたことがないよ」と言う。やはり、上には上がいるものだ。

■今後の目標や抱負は？

私は元来、あまり目標を立てず、行き当たりバッタリのところがある。負けず嫌いなので、目標が達せられないと癪なのだ。だから、抱負を問われても返事に窮する。

■生まれ変わっても、歯科医師になりたいと思うか？

Que Será Será（ケ・セラ・セラ／なるようになるさ）。

中原　泉　Sen Nakahara

日本歯科大学理事長・学長（2015年現在）

■資格、所属
博物館学芸員、日本歯科医史学会会員、日本文藝家協会会員
■生年
1941年
■出身地
東京都
■出身大学
日本歯科大学
■専攻
歯科医学史、歯科人類学

初出一覧

第Ⅰ章

安倍院長と麻生首相 歯学部6年制の恩人　中原泉異聞2『日本歯科大学校友会・歯学会会報』Vol.47 No.2 2021 日本歯科大学校友会

一期一会 ゼノ神父　中原泉異聞1『日本歯科大学校友会・歯学会会報』Vol.47 No.1 2021 日本歯科大学校友会

本学学生による初の『歯科用語集』　中原泉異聞12『日本歯科大学校友会・歯学会会報』Vol.49 No.2 2023 日本歯科大学校友会

日本歯科大学第1回卒業生の足跡　『日本歯科大学創立110周年 新たなる序章』2017 日本歯科大学校友会

歯科医育草創期の史実 明治時代の学校制令と歯科学校　『歯科医学史の検証』2022 一世出版㈱

英訳版『浮世絵にみる歯科風俗史』　中原泉異聞19『日本歯科大学校友会・歯学会会報』Vol.50 No.2 2024 日本歯科大学校友会

Fauchard手稿を見た　『フォシャール探求』1986 ㈱書林

Wellsを訪ねて　『日本歯科麻酔学会雑誌第17巻第2号別冊』Vol.17 No.2 1989 日本歯科麻酔学会

Wells記念切手運動　中原泉異聞18『日本歯科大学校友会・歯学会会報』Vol.50 No.2 2024 日本歯科大学校友会

西欧紙幣にみる国民性　中原泉異聞3『日本歯科大学校友会・歯学会会報』Vol.47 No.3 2022 日本歯科大学校友会

第Ⅱ章

姉妹校—中山医学大学 周 汝川先生が創立した医学系総合大学　『中原泉回顧記録』2019 学校法人日本歯科大学

姉妹校—ミシガン大学歯学部 アメリカのトップ級の名門校　『中原泉回顧記録』2019 学校法人日本歯科大学

姉妹校—パリ第7大学歯学部 パリ大学の女帝Nadine Forest …… 書き下ろし

姉妹校—華西医科大学 中国最古の四川医学院　『中原泉回顧記録』2019 学校法人日本歯科大学

姉妹校—マヒドン大学歯学部 タイ国王から名誉博士号　『中原泉回顧記録』2019 学校法人日本歯科大学

ニューイヤーズ・パーティ　中原泉異聞6『日本歯科大学校友会・歯学会会報』Vol.48 No.1 2022 日本歯科大学校友会

24年『IUSOH』レター20号　中原泉異聞14『日本歯科大学校友会・歯学会会報』Vol.49 No.4 2024 日本歯科大学校友会

最高の口腔外科医—加藤讓治教授　中原泉1枚の写真50『日本歯科大学校友会・歯学会会報』Vol.45 No.3 2020 日本歯科大学校友会

過去形の疾患—NOMA（水癌）　中原泉異聞9『日本歯科大学校友会・歯学会会報』Vol.48 No.3 2023 日本歯科大学校友会

Vesaliusの邦訳本『人体構造論抄』の筆禍 …… 書き下ろし

第Ⅲ章

私立歯科大学とは—4大危機を乗りこえて　中原泉異聞7『日本歯科大学校友会・歯学会会報』Vol.48 No.2 2022 日本歯科大学校友会

なぜ研究は難しいのか　『人生100年時代における歯学研究の役割と可能性 若手歯学研究者へのエール』2023 公益財団法人 富徳会

原生アボリジニ研究の明暗　中原泉異聞17『日本歯科大学校友会・歯学会会報』Vol.50 No.1 2024 日本歯科大学校友会

一石を投じた専門誌『歯科臨床研究』　中原泉異聞15『日本歯科大学校友会・歯学会会報』Vol.49 No.4 2024 日本歯科大学校友会

医の博物館 ハリー・ポッター校との攻防　中原泉異聞4『日本歯科大学校友会・歯学会会報』Vol.47 No.4 2022 日本歯科大学校友会

白菊会第50回総会の壮観　中原泉異聞5『日本歯科大学校友会・歯学会会報』Vol.48 No.1 2022 日本歯科大学校友会

藝大もでた中原リザ子教授　中原泉異聞10『日本歯科大学校友会・歯学会会報』Vol.48 No.4 2023 日本歯科大学校友会

天性の国際人—小倉英夫教授　中原泉異聞16『日本歯科大学校友会・歯学会会報』Vol.50 No.1 2024 日本歯科大学校友会

マリ国でボランティア35年 村上一枝さん 2020年ノーベル平和賞候補　『日本歯科医師会雑誌』Vol.74 No.1 2021 公益社団法人 日本歯科医師会

顧みられない現代病 NOMAは過去形の疾患ではない …… 書き下ろし

総会から学術大会への変貌 第24回日本歯科医学会学術大会　『第24回日本歯科医学会学術大会記念誌』2021 日本歯科医学会

第Ⅳ章

コロナ後、授業はどうなるのか　巻頭言『日本歯科大学校友会・歯学会会報』Vol.47 No.1 2021 日本歯科大学校友会

養老名誉教授と記憶力　中原泉異聞8『日本歯科大学校友会・歯学会会報』Vol.48 No.3 2023 日本歯科大学校友会

樋口輝雄君 本学の生き字引だった　追悼文『日本歯科大学校友会・歯学会会報』Vol.47 No.3 2022 日本歯科大学校友会

『常用歯科辞典』の半世紀 …… 書き下ろし

チンギス・カンの末裔Amar　中原泉異聞11『日本歯科大学校友会・歯学会会報』Vol.49 No.1 2023 日本歯科大学校友会

過剰と過少のジレンマ 歯科医師数の医政力学　巻頭言『日本歯科大学校友会・歯学会会報』Vol.45 No.1 2019 日本歯科大学校友会

なぜ高橋英登先生を推すのか　推薦文 2023

歯科の波だつ潮流30年　巻頭言『日本歯科大学校友会・歯学会会報』Vol.48 No.1 2022 日本歯科大学校友会

イスラエルのAdiとAdam　中原泉異聞13『日本歯科大学校友会・歯学会会報』Vol.49 No.3 2024 日本歯科大学校友会

嗚呼！東京医科歯科大学 東京大学との因縁を省みる　『日本歯科医史学会会誌』Vol.35 No.3 2023 日本歯科医史学会

歴史は繰り返す　巻頭言『日本歯科大学校友会・歯学会会報』Vol.49 No.1 2023 日本歯科大学校友会

第Ⅴ章

戦後改革から平成改革へ　『平成の歯科教育改革』2023 一世出版㈱

不世出の研究者—須賀昭一教授　『須賀昭一教授追悼業績集』1994 日本歯科大学歯学部病理学教室 …… 一部書き下ろし

中原泉のライフスタイル　『歯科界の旗手20人 あの先生のライフスタイル①』2015 ㈱日本歯科新聞社 掲載許諾番号 AP20241125 …… 一部写真差し替え

跋の口　『第50回関東地区日本歯科大学校友会懇話会パンフレット』2024 …… 一部書き替え

著書一覧

昭和41年	(1966)	歯科大学病院概論(第1版)	単著、日本歯科大学
昭和43年	(1968)	歯科大学病院概論(第2版)	単著、医歯薬出版㈱
昭和43年	(1968)	Dental Terminology(第1版)	監修／共著、日本歯科大学
昭和44年	(1969)	Dental Terminology(第2版)	監修／共著、医歯薬出版㈱
昭和45年	(1970)	常用歯科辞典(第1版)	監修／共著、医歯薬出版㈱
昭和46年	(1971)	歯科概論(第1版)	単著、医歯薬出版㈱
昭和46年	(1971)	デンタル・パネル第1号	監修／共著、一世出版㈱
昭和47年	(1972)	標準歯科用語集(第3版)	監修／共著、医歯薬出版㈱
昭和47年	(1972)	デンタル・パネル第2号	監修／共著、一世出版㈱
昭和47年	(1972)	デンタル・パネル第3号	監修／共著、一世出版㈱
昭和49年	(1974)	デンタル・パネル第4号	監修／共著、一世出版㈱
昭和50年	(1975)	標準歯科用語集(第4版)	監修／共著、医歯薬出版㈱
昭和50年	(1975)	デンタル・パネル第5号	監修／共著、一世出版㈱
昭和51年	(1976)	デンタル・パネル第6号	監修／共著、一世出版㈱
昭和51年	(1976)	新常用歯科辞典(第2版)	監修／共著、医歯薬出版㈱
昭和51年	(1976)	デンタル・パネル第7号	監修／共著、一世出版㈱
昭和52年	(1977)	デンタル・パネル第8号	監修／共著、一世出版㈱
昭和52年	(1977)	新歯科概論(第2版)	単著、医歯薬出版㈱
昭和53年	(1978)	浮世絵にみる歯科風俗史	監修／共著、医歯薬出版㈱
昭和54年	(1979)	現代医歯原論―歯科医師へのアプローチ	単著、㈱書林
昭和55年	(1980)	デンタル・パネル集	監修／共著、一世出版㈱
昭和55年	(1980)	Manners and Customs of Dentistry in Ukiyoe	監修／共訳、医歯薬出版㈱
昭和56年	(1981)	現代医歯診療圏―Grenzgebietの構図	単著、㈱書林
昭和56年	(1981)	中原 泉 研究業績集	単著、日本歯科大学
昭和57年	(1982)	世界の絵画と歯科風俗史―Art and the Dentist	共著、㈱書林
昭和58年	(1983)	中原 泉 直言集Ⅰ	単著、㈱書林
昭和61年	(1986)	フォシャール探求	単著、㈱書林
昭和62年	(1987)	歯科医学史の顔	単著、㈱学建書院
昭和63年	(1988)	懐かしの旧附属病院	単著、日本歯科大学
昭和63年	(1988)	中原 泉 直言集Ⅱ	単著、㈱書林
平成3年	(1991)	麻酔法の父ウェルズ	単著、㈱デンタルフォーラム
平成3年	(1991)	伝説の中原 實	単著、クインテッセンス出版㈱
平成6年	(1994)	人体構造論抄―ヴェサリウスのthe Epitome	訳著、㈱南江堂
平成6年	(1994)	ハンター人の歯の博物学	共著、㈱デンタルフォーラム
平成7年	(1995)	ビドロー解剖アトラス	訳著、㈱南江堂
平成11年	(1999)	新常用歯科辞典(第3版) 付CD-ROM	監修／共著、医歯薬出版㈱
平成11年	(1999)	現代人の歯と顎―歯科人類学における退化（VHS）	単著、㈱学習研究社
平成15年	(2003)	歯の人類学	単著、医歯薬出版㈱
平成21年	(2009)	口腔と全身疾患―歯科医療は医学を補完する	共著、クインテッセンス出版㈱
平成28年	(2016)	常用歯科辞典(第4版) 付電子版	監修／共著、医歯薬出版㈱
平成31年	(2019)	中原 泉 回顧記録	単著、日本歯科大学
令和3年	(2021)	文人と歯恩	単著、一世出版㈱
令和4年	(2022)	歯科医学史の検証	単著、一世出版㈱
令和5年	(2023)	平成の歯科教育改革	編著、一世出版㈱
令和7年	(2025)	中原 泉 回顧余滴	単著、一世出版㈱
平成20年	(2008)	医の小説集　生きて還る	単著、㈱テーミス
平成23年	(2011)	医の小説集　リンダの跫音	単著、㈱テーミス
平成26年	(2014)	医の小説集　一口坂下る	単著、㈱テーミス
平成28年	(2016)	中原 泉 全医の小説集	単著、㈱テーミス

略　歴

昭和16年（1941）２月12日生まれ　　中原　泉(せん)

学　歴		
昭和34年（1959）	３月	学習院高等科卒業
昭和40年（1965）	３月	日本歯科大学卒業（第54回卒）
昭和40年（1965）	６月	歯科医籍登録（第52856号）
昭和50年（1975）	５月	医学博士（日本大学）
平成２年（1990）	２月	博物館学芸員（文部省）
平成８年（1996）	７月	名誉博士（タイのマヒドン大学）
平成12年（2000）	10月	名誉教授（中国の華西医科大学）
平成18年（2006）	６月	名誉博士（台湾の中山医学大学）
平成30年（2018）	３月	名誉教授（モンゴルのモンゴル国立医科大学）

職　歴		
昭和40年（1965）	６月	日本歯科大学助手・歯科概論・歯科医学史担当（昭和44年３月まで）
昭和40年（1965）	６月	日本大学医学部法医学非常勤助手（昭和50年５月まで）
昭和44年（1969）	４月	日本歯科大学講師（昭和49年３月まで）
昭和49年（1974）	４月	日本歯科大学教授・新潟歯学部（平成12年３月まで）
昭和54年（1979）	４月	日本歯科大学新潟歯学部長（平成３年３月まで）
昭和62年（1987）	４月	日本歯科大学新潟短期大学学長（平成３年３月まで）
平成元年（1989）	７月	日本歯科大学医の博物館館長（令和２年３月まで）
平成２年（1990）	４月	日本歯科大学大学院新潟歯学研究科を兼担（平成12年３月まで）
平成３年（1991）	４月	日本歯科大学学長（平成７年５月まで）
平成７年（1995）	６月	日本歯科大学新潟歯学部長（平成12年３月まで）
平成８年（1996）	４月	歯科人類学併担（平成12年３月まで）
平成12年（2000）	４月	日本歯科大学学長（令和２年３月まで）
平成12年（2000）	７月	学校法人日本歯科大学理事長（現在に至る）
平成12年（2000）	７月	日本歯科大学校友会会頭（現在に至る）
令和２年（2020）	４月	日本歯科大学名誉学長（現在に至る）
令和２年（2020）	４月	日本歯科大学医の博物館名誉館長（現在に至る）

賞　罰		
昭和63年（1988）	12月	鳳凰功労賞（国際部門）
平成13年（2001）	６月	日本歯科教育学会功労賞
平成21年（2009）	12月	日本歯科医学会会長賞
		Pierre Fauchard Academy（PFA）日本部会名誉会員
		International Association for Dental Research（IADR）名誉会員

跋の口

　繁忙だった学長職を退任して5年、理事長職は定曜日はあるが勤務時間はない。
　そこで、市ヶ谷駅前のカフェ「Excelsior」で原稿を書く。新潟では、新潟古町の「Doutor」だ。どちらも店内の喧騒のなか、2時間ほど執筆に没頭する。パソコンじゃあない！ 原稿用紙に太字のボールペンを走らせる。
　このカフェ通いは、往復の散歩を兼ねている。1日5,000歩を目標にしているので、丁度よい。マニュアル医者は、1日1万歩あるけという。1万歩あるくには2時間から2時間半かかるから、可哀想に年寄りは行き倒れる。
　このところ、好きでもないプロ野球なのに、大谷翔平の勇姿を観る。テレビは再放送の水谷 豊「相棒」、松重 豊「孤独のグルメ」、沢口靖子「科捜研の女」、BS「街角ピアノ」は見逃さない。
　今は家内と一緒に、朝ドラの伊藤沙莉の「虎に翼」、夜半にはSnow Man目黒 蓮の「海のはじまり」を欠かさない。子役のお嬢ちゃんの名演も泣かせる。
　気がむくとCDを鳴らす。演歌の吉 幾三にはじまり、Bob Dylan、桑田佳祐、井上陽水、小椋 佳と気移りしてきた。みな作詞・作曲・歌唱の一人三役を選んでいる。陽水は、声が荒れるまえの「リバーサイドホテル」を聴く。飽きずにつづいているのは、吉 幾三だけ。
　常々リタイアしたら、読書三昧と決めていた。ところが書店にいっても、目当ての本が見つからない。買った本は、つまらない下らない。やむなく書棚の本を読みかえすと、どれも字が小さくて、じきに辛くなって放りだしてしまう。
　それでも俳句は好きなので、神野紗希の『日めくり子規・漱石』は、一番の愛読書である。我らが先輩の西東三鬼を悼んだ、愛弟子の鈴木六林男の名句〈三鬼亡し湯殿寒くて湯は煮えて〉を詠みかえす。
　今年に入って、早稲田大学のオープンカレッジの会員になった。早大の会場は、飯田橋から地下鉄2駅で近いのだ。6月には、夏季講座の「松本清張を読む」を4回受講した。実は、文系の雰囲気を味わおうと、冷やかし半分だったのだが、温雅な名誉教授の講義は、至って真面目だった。
　はて？ 拙著50冊目の跋文に、プライベートな余談は相応しくなかった。ご容赦あれ。

表紙挿画
1917年（大正6年）、中原 實（日本歯科大学 名誉学長）が、ハーバード大学の卒業アルバムに描いた戯画。当時、すでにラバーダム防湿をしている。

中原 泉 回顧余滴
SEN NAKAHARA
MORE THOUGHTS AND REMINISCENCES

令和7年（2025）1月30日　初版第1刷発行

著　者　中原　泉

発行者　原田育叔

発行所　一世出版株式会社
　　　　〒161-8558 東京都新宿区下落合2-6-22
　　　　Tel 03-3952-5141　Fax 03-5982-7751
　　　　https://www.issei-pub.co.jp/

印刷所　一世印刷株式会社

編集協力／ブックデザイン
　　　　株式会社ポイントライン

©Sen Nakahara 2025　Printed in Japan　ISBN 978-4-87078-213-6
落丁本・乱丁本はお取替えいたします。無断転載・複製を禁じます。